中国医学临床百家

翁习生 /著

股骨头坏死
翁习生 2017 观点

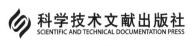

科学技术文献出版社
SCIENTIFIC AND TECHNICAL DOCUMENTATION PRESS

·北京·

图书在版编目（CIP）数据

股骨头坏死翁习生2017观点 / 翁习生著. —北京：科学技术文献出版社，2017.8
ISBN 978-7-5189-2885-9

Ⅰ.①股…　Ⅱ.①翁…　Ⅲ.①股骨颈—坏死—诊疗　Ⅳ.① R681.8

中国版本图书馆 CIP 数据核字（2017）第 147130 号

股骨头坏死翁习生2017观点

策划编辑：巨娟梅　责任编辑：巨娟梅　责任校对：张吲哚　责任出版：张志平		

出　版　者	科学技术文献出版社	
地　　　址	北京市复兴路15号　　邮编　100038	
编　务　部	(010) 58882938，58882087（传真）	
发　行　部	(010) 58882868，58882874（传真）	
邮　购　部	(010) 58882873	
官方网址	www.stdp.com.cn	
发　行　者	科学技术文献出版社发行　全国各地新华书店经销	
印　刷　者	虎彩印艺股份有限公司	
版　　　次	2017 年 8 月第 1 版　2017 年 8 月第 1 次印刷	
开　　　本	710×1000　1/16	
字　　　数	106千	
印　　　张	11.75　彩插2面	
书　　　号	ISBN 978-7-5189-2885-9	
定　　　价	98.00元	

序
Foreword

韩启德

欧洲文艺复兴后，以维萨利发表《人体构造》为标志，现代医学不断发展，特别是从 19 世纪末开始，随着科学技术成果大量应用于医学，现代医学发展日新月异，发生了根本性的变化。

在过去的一个世纪里，我国现代化进程加快，现代医学也急起直追。但由于启程晚，经济社会发展落后，在相当长的时期里，我国的现代医学远远落后于发达国家。记得 20 世纪 50 年代，我虽然生活在上海这个最发达的城市里，但是母亲做子宫切除术还要到全市最高级的医院才能完成；我患猩红热继发严重风湿性心包炎，只在最严重昏迷时用过一点青霉素。20世纪60—70年代，我从上海第一医学院毕业后到陕西农村基层工作，在很多时候还只能靠"一根针，一把草"治病。但是改革开放仅仅30多年，我国现代医学的发展水平已经接近发达国家。可以说，世界上所有先进的诊疗方法，中国的医生都能做，有的还做得更好。更为可喜的是，近年来我国医学界开始取得越来越多的原创性成果，在某些点上已经处于世界领先地位。中国医生已经不再盲从发达国家的疾病诊疗指南，而能根据我们自己的经验和发现，根据我国自己的实际情况制定临床标准和规范。我们越来越有自己的东西了。

要把我们"自己的东西"扩展开来，要获得越来越多"自己的东西"，就必须加强学术交流。我们一直非常重视与国外的学术交流，第一时间掌握国外学术动向，越来越多地参与国际学术会议，有了"自己的东西"也总是要在国外著名刊物去发表。但与此同时，我们更需要重视国内的学术交流，第一时间把自己的创新成果和可贵的经验传播给国内同行，不仅为加强学术互动，促进学术发展，更为学术成果的推广和应用，推动我国医学事业发展。

我国医学发展很不平衡，经济发达地区与落后地区之间差别巨大，先进医疗技术往往只有在大城市、大医院才能开展。在这种情况下，更需要采取有效方式，把现代医学的最新进展以及我国自己的研究成果和先进经验广泛传播开去。

基于以上考虑，科学技术文献出版社精心策划出版《中国医学临床百家》丛书。每本书涵盖一种或一类疾病，由该疾病领域领军专家撰写，重点介绍学术发展历史和最新研究进展，并提供具体临床实践指导。临床疾病上千种，丛书拟以每年百种以上规模持续出版，高时效性地整体展示我国临床研究和实践的最高水平，不能不说是一个重大和艰难的任务。

我浏览了丛书中已经完稿的几本书，感觉都写得很好，既全面阐述有关疾病的基本知识及其来龙去脉，又介绍疾病的最新进展，包括笔者本人及其团队的创新性观点和临床经验，学风严谨，内容深入浅出。相信每一本都保持这样质量的书定会受到医学界的欢迎，成为我国又一项成功的优秀出版工程。

《中国医学临床百家》丛书出版工程的启动，是我国现代医学百年进步的标志，也必将对我国临床医学发展起到积极的推动作用。衷心希望《中国医学临床百家》丛书的出版取得圆满成功！

　　是为序。

作者简介
Author introduction

　　翁习生，北京协和医院骨科主任，教授、主任医师、博士生导师。中华医学会骨科分会副主任委员，中国医师协会骨科分会副会长，北京医学会骨科分会副主任委员，北京医学会关节外科学组组长。《中华骨与关节外科杂志》《中华骨科杂志》《中华关节外科杂志（电子版）》《国际骨科杂志》副主编。

　　国家"863"重大专项课题首席专家、国家百千万人才工程专家，享受国务院特殊津贴。曾获得国家科技进步二等奖、北京市科学技术二等奖和吴杨奖一等奖等重要奖项，并承担国家自然科学基金重点项目、面上项目、北京市科委基金、博士点基金等多项科研项目。先后在国内外期刊发表论文120余篇。

前 言
Preface

股骨头缺血性坏死（AVN）是骨科临床常见的顽固性疾病，致残率较高，且多为青壮年，严重影响患者及其家人的生活质量。迄今，有关 AVN 的确切机制尚不清楚，因此缺乏有效的防治方法。

AVN 的病因也各有不同，从大量的临床病例看，往往集中在使用激素、股骨头颈部的创伤、长期酗酒和一些不明原因，也称特发性骨坏死。据我们先前在全国 9 个医学中心所做的回顾性研究资料显示，因多种原因使用激素的人群骨坏死发生率约为 24.1%，酗酒人群中骨坏死发生率为 30.7%，创伤人群骨坏死发生率为 16.4%，特发性坏死占 28.8%。

AVN 病理机制的研究热点集中在微栓塞、髓内高压、细胞凋亡、骨髓干细胞再生障碍等。由于缺乏良好的动物模型，至今尚难在实验动物上完全重复人 AVN 的病理过程。

本书针对目前 AVN 的临床现状及国内外研究概况，着重对 AVN 的类型、好发人群、病理机制、高危因素、鉴别诊断、早期防治方法、中晚期治疗方法选择等进行阐述，特别是近年来有关骨髓间充质干细胞、miRNA 等在 AVN 发生发展中的可能作用机制进行比较性分析。对各期 AVN 的治疗方法，也从个人的角度进行了比较论述。

总之，笔者试图将近年来国内外有关 AVN 的研究成果或进展呈现给读者，但限于本人理论知识及相关基础研究相对薄弱，因此在编撰过程中，难免存在问题或错误，恳请广大读者批评指正。在此，向为本书出版做出大量烦琐工作的李涛博士及编辑们，一并表示衷心的感谢！

目 录

Contents

股骨头坏死的保髋治疗 / 153

激素：股骨头坏死的头号"杀手"

1. 糖皮质激素是股骨头坏死的主要危险因素，激素性股骨头坏死的发生率逐年增加

股骨头坏死（osteonecrosis of the femoral head，ONFH）也称为股骨头无菌性坏死、股骨头缺血性坏死（avascular necrosis，AVN）、非创伤性股骨头坏死等，是一类涉及复杂病因及病理生理机制的疾病。目前一部分患者的病因是明确的，然而，许多患者的病因及发病机制尚未被完全了解。糖皮质激素是临床当中的常用药物。近年来，越来越多的研究表明，激素导致的股骨头坏死是非创伤性股骨头坏死中的重要组成部分，堪称股骨头坏死的头号"杀手"。根据王凤仪等在山东中部地区纳入的111 350名参与者的流行病学研究结果，我国股骨头坏死的患病率约为9.34‰。据孙伟等报道，依据国外数据推算，我国每年新发股骨头缺血性坏死病例数为75 000～150 000。其中激素性股

骨头坏死在非创伤性股骨头坏死中占重要组成部分，而且随着激素在免疫系统疾病、脊髓损伤等疾病中越来越广泛的应用，股骨头坏死的发病率呈逐年增加趋势。根据北京协和医院于 2015 年完成的关于股骨头坏死的多中心病例调查研究结果，使用糖皮质激素导致的股骨头坏死占全部股骨头坏死病例的 24.1%。在其他国家的报道中，既有类似的数据，也有不同的结果。Fukushima 等学者于 2010 年在日本进行了全国非创伤性股骨头坏死的流行病学调查，其在全国 11 400 例患者中抽取了 1502 例进行数据分析，结果显示，激素性股骨头坏死患者约占总数的 51%。Kang 等于 2009 年在韩国进行了全国性股骨头坏死病例调查研究，于 14 103 例患者中抽取了 382 例进行数据分析，结果提示该国股骨头坏死的患病率约为 28.91/ 万，其中激素性股骨头坏死的构成比约为 14.6%。

就激素性股骨头坏死的构成比方面，我们查阅了 1990—2010 年中国大陆有关股骨头坏死病因学分析的研究，发现激素性股骨头坏死的发病率有逐年增加的趋势。这一趋势可能是由近年来结缔组织疾病的诊断与治疗较以往更加普及，以及糖皮质激素的使用也较以往有所增加造成的。

依据以往的报道：根据治疗的持续时间和剂量的不同，高达 50% 的糖皮质激素使用者因骨质流失导致骨折，而高达 40% 的糖皮质激素使用者发生不同程度的骨坏死，糖皮质激素是骨坏死最常见的非创伤性原因。

既往的多项研究认为，使用糖皮质激素与发生股骨头坏死密切相关。在一项纳入了 302 例患者共 1199 个关节的前瞻性研究中，使用糖皮质激素的患者中，发生股骨头坏死的比例高达 21% ～ 37%；激素性股骨头坏死常常影响年轻患者，并且经常导致继发于股骨头塌陷的关节炎。据文献报道，在所有股骨头坏死的患者中，25% ～ 50% 有大量激素使用史。在股骨头坏死的实验研究中，单纯激素刺激或激素联合其他药物是常用的动物模型制备方法。

在北京协和医院牵头的一项多中心病例调查研究中，统计了 2010—2013 年共 6395 例股骨头坏死患者的病因，其中 24.1% 的患者有大量使用糖皮质激素史；男性患者使用激素的比例约为 20.5%，女性患者的约为 32.9%。在使用激素的原发病因方面，共发现了包括系统性红斑狼疮（SLE）、银屑病、特发性血小板减少性紫癜、肾病 / 肾炎综合征、支气管哮喘、颅脑手术、荨麻疹、慢性腰腿痛、中枢神经系统感染 / 白质脑病、皮肤病（皮炎、皮疹、皮肤过敏）、眼病（眼底出血、视网膜脱落、视神经炎、青光眼、眶尖综合征、角膜炎等）、过敏性紫癜、肾移植、弥漫性肺间质疾病等 60 多种病种。将各类病种按照类型合并分析，自身免疫性疾病占其中的 41.2%，是最主要的构成，排名前几位的构成比见表 1。

表1　激素性股骨头坏死患者使用激素的主要病种构成比

激素使用原因	比例（%）
自身免疫性疾病（autoimmune disease）	41.2
呼吸系统疾病（respiratory disease）	9.82
肾病/肾炎综合征（nephrotic/nephritic syndrome，NS）	8.11
血液系统疾病（hematological disease）	6.58
神经系统疾病（neurological disease）	4.95
颅脑外伤及颅脑肿瘤（craniocerebral trauma and intracranial tumour）	4.87

2. 激素性股骨头坏死患者往往同时存在多种危险因素

在糖皮质激素导致股骨头坏死的患者中，一些基础疾病被证明对股骨头坏死的发生有独立的作用。在使用糖皮质激素的患者中，并非所有的患者都发生股骨头坏死，究竟哪些因素影响了这患者的易感性？有哪些附加的危险因素？关于这些问题，尚无研究能够给出确切的答案，但我们能够从既往的报道中得到一些启示。例如，有研究表明，使用糖皮质激素进行治疗的自身免疫性疾病患者中，因 SLE 进行急性治疗的患者，其股骨头坏死的发病率（37%）明显高于其他患者（21%）。而某些促肾上腺皮质激素（adrenocorticotropic hormone，ACTH）升高的患者中，即使应用了糖皮质激素，其股骨头坏死的发病率仍未观察到明显的升高。有一些因肾上腺皮质功能减退症长期接受生理剂量（较小剂量）糖皮质激素替代治疗的患者也可能发生骨质坏死（在一份报道中，其发生率为 2.4%）。然而，短期使用此类药物一般不会导致骨质坏死。在提示低剂量糖皮质激素使用与骨质坏死有关的既往个案报道中，往往还提示存在多种其他危险因素。有学者提出了"多重打击"假说，即多种危险因素的积累最终导致了股骨头坏死。

3. 激素使用剂量、使用模式与发病之间的关系存在争议

早在 1987 年，发表在《The Lancet》上的一篇汇总了 22 项研究的综述就分析了糖皮质激素使用剂量与骨坏死的可能关系。该研究提示：多数研究表明，每天口服激素时，其总剂量与骨坏死的发生关联密切，相比冲击治疗（＞500mg/d），口服总剂量与骨坏死有更显著的关联；另一些研究提示，使用糖皮质激素的等效剂量低于 20mg/d 泼尼松时，患者发生骨质坏死的风险较低（＜3%）；还有研究提示，糖皮质激素初始剂量的重要性可能大于总剂量、治疗持续时间等因素；一项研究报道了 17 例 SLE 患者中发生骨坏死的病例，这些患者的激素使用总量与对照组类似，但发生骨坏死患者接受的糖皮质激素初始剂量（治疗前 1 个月、3 个月、6 个月）显著高于对照组。

2012 年 Mattano 等在《Lancet Oncology》杂志上发表了新的报道，在一项纳入 2056 例急性淋巴细胞白血病（acute lymphoblastic leukemia，ALL）患者的研究中，研究者通过改变激素给药的方式，使得在不降低疗效的情况下，减少了骨坏死的发生率。他们发现，通过间断给药而非连续给药的方式，能够使骨坏死的发生率变化如下：10 岁以上的患儿为 17.0% ⟶ 8.7%（P=0.0005）；将年龄局限到 16 岁以上时，这一发生率为 37.5% ⟶ 11.3%（P=0.0003）；其中女性为 43.9% ⟶ 17.2%（P=0.05）；男性为 34.6% ⟶ 7.7%（P=0.0014）。这提示了激素在发挥作用时，其使用模式可能比剂量更值得关注。

关于糖皮质激素引发股骨头坏死的病理机制、剂量效应关系的研究使我们的认知不断更新，这些研究将最终帮助我们找到治疗股骨头坏死的关键因素。

参考文献

1.Cui L，Zhuang Q，Lin J，et al. Multicentric epidemiologic study on six thousand three hundred and ninety five cases of femoral head osteonecrosis in China. Int Orthop，2016，40（2）：267-276

2.Wang XS，Zhuang QY，Weng XS，et al. Etiological and clinical analysis of osteonecrosis of the femoral head in Chinese patients. Chin Med J(Engl)，2013，126(2)：290-295.

3. 刘光大，李万书 . 632 例股骨头坏死病例的流行病学分析 . 中外健康文摘，2013（20）：41-42.

4.Shigemura T，Nakamura J，Kishida S，et al. Incidence of osteonecrosis associated with corticosteroid therapy among different underlying diseases：prospective MRI study. Rheumatology（Oxford），2011，50（11）：2023-2028.

5.Zhao FC，Guo KJ，Li ZR. Osteonecrosis of the femoral head in SARS patients：seven years later. Eur J Orthop Surg Traumatol，2013，23（6）：671-677.

6.Sahraian MA，Yadegari S，Azarpajouh R，et al. Avascular necrosis of the femoral head in multiple sclerosis：report of five patients. Neurol Sci，2012，33（6）：1443-1446.

7.Mattano LA Jr，Devidas M，Nachman JB，et al. Effect of alternate-week versus continuous dexamethasone scheduling on the risk of osteonecrosis in paediatric patients with acute lymphoblastic leukaemia：results from the CCG-1961 randomised cohort trial. Lancet Oncol，2012，13（9）：906-915.

（翟吉良　整理）

酒精性股骨头坏死

股骨头坏死是一种常见的关节疾病，在中国大陆乃至全世界范围内其发病率及致残率均较高，严重降低了患者的工作能力及生活质量，给患者及其家庭带来不可避免的巨大损失。股骨头坏死根据病因可分为四大类：创伤性、激素性、酒精性及特发性。"酒精髋"即是酒精性股骨头坏死的俗称，探索股骨头坏死与酒精摄入的关系，一直以来是研究者们关注的焦点。

4. 酒精性股骨头坏死约占股骨头坏死的 1/3

日本 1995 年进行的第 4 次全国非创伤性股骨头坏死的流行病学调查结果显示，非创伤性股骨头坏死当中激素性占 50%，酒精性占 27%，酒精性 + 激素性占 2%，非酒精非激素性占 21%。随后的 20 年里，国内外研究者们的报道均显示酒精性股骨头坏死占全部股骨头坏死的 18.75% ~ 46%，占非创伤性股骨头坏死的 31% ~ 47.76%。然而这些文献报道中，国外研究尚且不论，国内的研究调查仅仅局限于部分地区，不能体现全中国的酒精性股骨头坏死流行病学特征。崔立强等于 2015 年进行的一项涉及中国大陆 9 家三甲医院的回顾性研究显示，酒精性股骨头坏死占全部股骨头坏死（n=6395）的 30.7%，并回顾 1990—2010 年中国大陆有关股骨头坏死病因学的研究，提出酒精性股骨头坏死在全部股骨头坏死中所占比重并没有明显变化的理论。所以我们认为酒精性股骨头坏死约占股骨头坏死的 1/3。

5. 酒精摄入量与股骨头坏死呈正相关

早在 1989 年，韩国的 Yoo MC 等进行的一项前瞻性研究表明，每周酒精摄入量＞ 400ml，其股骨头坏死发生的危险性就增加 9.8 倍。王义生等于 2007 年提出每周酒精摄入量＜ 400ml、400 ～ 1000ml、≥ 1000ml 的患者，其股骨头坏死发生的危险性分别增加 3.3 倍、9.8 倍和 17.9 倍。赵德伟等于 2012 年 6 月至 2013 年 8 月，通过问卷调查、髋部查体、双侧髋关节 X 线片/MRI 显像及抽血化验等方法，随机调查了国内 30 030 例志愿者，发现酒精滥用者股骨头坏死的发病率是非酒精滥用者的 2.98 倍。郭锦丽等于 2013 年 7 月的研究分析显示，36.46% 的股骨头坏死患者嗜酒（日均饮用酒精量＞ 60ml 且＞ 5 年），饮酒者股骨头坏死的危险是不饮酒者的 7.70 倍（95%CI 1.84 ～ 32.30）。康鹏德等于 2013 年 10 月报道了 232 例酒精性股骨头坏死患者平均酒精摄入量 2413ml/ 周，饮酒时间平均 20 年。鉴于国内此类研究纳

入样本量较小，不具备广泛代表性。北京协和医院骨科于 2015
年进行的一项大样本（n=6395）股骨头坏死患者回顾性研究显示，
酒精性股骨头坏死患者饮酒史平均（22.4±10.0）年，酒精摄入
量平均（1781.5±1127.0）ml/ 周，其中 30% 的酒精性股骨头坏
死患者每周酒精摄入量 > 3500ml，欠发达地区的患者摄入的酒
精可能更多。因此，我们有理由相信，酒精摄入量与股骨头坏死
呈正相关。

6. 酒精性股骨头坏死以中年患者多见

绕利栋等 2014 年的研究认为，激素性与酒精性股骨头坏死
的平均发病年龄相差不大，主要集中在 30～50 岁，但激素性股
骨头坏死发病的最小年龄（15 岁）低于酒精性股骨头坏死（19
岁）。而谢斌等 2015 年的一份纳入 172 例非创伤性股骨头坏死患
者的调查显示，在发病年龄上酒精性股骨头坏死以中年（41～60
岁）患者多见（58.50%），而激素性股骨头坏死则以青年（18～40
岁）患者多见（60.00%）。过量的酒精摄入可以造成酒精在体内
的蓄积，导致肝功能的损害和血脂增高，进一步促使血管病变，
最终引起股骨头缺血性坏死。这一过程需经历较长的时间，成年
后开始长期大量摄入酒精，因此我们认为酒精性股骨头坏死以中
年患者多见。

7. 酒精性股骨头坏死多见于男性

赵德伟等的调查指出，男性酒精性股骨头坏死发病率显著高于女性（1.02% *vs.* 0.51%，χ^2=24.997，$P < 0.001$）；且进一步分析发现，男性非创伤性骨头坏死患者中 32.93% 为重度酗酒患者，这一比例在女性非创伤性股骨头坏死患者中仅为 7.96%。北京协和医院骨科的回顾性研究显示，男性患者中酒精性股骨头坏死最为常见，约占 40.4%，而女性患者中酒精性股骨头坏死只占 5.9%。不难看出，酗酒现象主要出现在成年男性中间。究其原因，我们考虑男性由于生活习惯、职能角色、职业需求、社交活动等因素，需要长期大量摄入酒精，导致酒精性股骨头坏死在所难免，而女性对酒精的暴露则远远低于男性，所以最终导致酒精性股骨头坏死多见于男性的结果。

8. 酒精性股骨头坏死常双侧发病

有文献报道酒精性股骨头坏死的双侧发病率达 62% ～ 71%。谢斌等 2015 年一份纳入 172 例非创伤性股骨头坏死患者的调查显示，酒精性股骨头坏死双髋发病要比单髋发病例数多（63.42% *vs.* 36.58%），单侧发病患者并没有偏侧倾向。因为人体左右侧股骨头的血供、营养分布及力学承重特点几乎相同，所以我们认为酒精过量摄入后在人体内蓄积和分布双侧无明显差异，所致股骨头缺血性坏死常双侧发病。这也从另一个方面说明了酒精性股骨头坏死一旦发病，患者极有可能双侧髋关节均已受累，致残率极高，社会生产力的损失及经济损失极大，应引起高度重视。

9. 酒精性股骨头坏死北方患者更多

中国的酒桌文化由来已久，不同地区居民对酒精的摄入量相距甚远，但国内文献罕有报道国民酒精摄入的地区差异。赵德伟等于 2015 年做的一项大样本病例研究（n=30 030）指出，北方居民酒精性股骨头坏死发病率较南方高（0.85% $vs.$ 0.61%，χ^2=5.847，P=0.016)。我们考虑这可能与北方气候寒冷、居民生活习惯及文化传统差别导致北方居民酒精摄入量更多有关，最终引起酒精性股骨头坏死北方患者更多的现象。

参考文献

1. Fukushima W, Fujioka M, Kubo T, et al.Nationwide epidemiologic survey of idiopathic osteonecrosis of the femoral head.Clin Orthop Relat Res, 2010, 468 (10)：2715-2724.

2. Zhao DW, Yu M, Hu K, et al.Prevalence of Nontraumatic Osteonecrosis of the Femoral Head and its Associated Risk Factors in the Chinese Population：Results from a Nationally Representative Survey.Chin Med J (Engl), 2015, 128 (21)：2843-2850.

3. Cui L, Zhuang Q, Lin J, et al.Multicentric epidemiologic study on six thousand

three hundred and ninety five cases of femoral head osteonecrosis in China.Int Orthop,

2016，40（2）：267-276.

4. Mont MA，Cherian JJ，Sierra RJ，et al.Nontraumatic Osteonecrosis of the

Femoral Head：Where Do We Stand Today? A Ten-Year Update.J Bone Joint Surg Am，

2015，97（19）：1604-1627.

5.谢斌，张小磊，王荣田，等.酒精性股骨头坏死的发病特点分析.中国医刊，

2015，50（11）：48-50.

6.郭锦丽，曲成毅，白帆，等.酗酒与骨质疏松和股骨头坏死的相关性研究.中

国流行病学杂志，2013，34（7）：732-735.

7.陈海涛，安玉光，张栋，等.广西各地区酒精性股骨头坏死的流行病学调查

报告.中国中医药资讯，2010，2（35）：277.

8.绕利栋，况宝珠.非创伤性股骨头坏死的流行病学研究.医学信息，2014，

10（28）：172.

9.康鹏德，王浩洋，杨静，等.282例患者住院治疗股骨头坏死相关因素的分

析.中华关节外科杂志，2013，7（5）：591-596.

（翟吉良　整理）

股骨颈骨折术后股骨头坏死

10. 对于非严重移位的骨折，主流的选择仍然是通过内固定手术来保留自体股骨头

在全球范围内，髋部骨折的发生人数与日俱增，数据表明，1990 年全球约有 1 660 000 例髋部骨折患者，而到 2050 年，这一数字可能达到 6 260 000，其中股骨颈骨折是最为常见的类型之一。由于股骨颈局部特殊的解剖和血液供应，股骨颈骨折后的患者，无论是否接受规范的治疗，其继发股骨头坏死的概率也能高达 10% ～ 30%。虽然治疗股骨颈骨折已经有多种方案，但对于非严重移位的骨折，主流的选择仍然是通过内固定手术来保留自体股骨头。由于老年股骨颈骨折患者更多采用股骨头置换或全髋关节置换手术治疗，故股骨颈骨折后继发的股骨头坏死主要见于年轻患者。

北京协和医院于 2015 年完成的多中心病例调查研究结果显示，创伤导致的股骨头坏死占全部股骨头坏死病例的 16.4%。在

各类导致股骨头坏死的创伤中，股骨颈骨折占 86.0%，而在所有因股骨颈骨折而接受内固定手术后发生的股骨头坏死患者中，取出内固定以后发生坏死的占 47.4%。

11. 股骨颈骨折术后发生股骨头坏死的临床研究节选

不少学者研究了股骨颈骨折术后股骨头坏死这一问题。Yeranosian 等进行的一项纳入了 30 项研究的系统综述显示，股骨颈骨折术后发生股骨头坏死的比例大约为 23%。周锦春等通过分析 1849 例股骨颈骨折患者术后的病程结果，发现其中 246 例（13.3%）发生了股骨头坏死。Wang 等通过研究 146 例股骨颈骨折患者的预后结果，发现其中 21 例（14.4%）发生了股骨头坏死。Nikolopoulos 等通过分析 84 例患者的预后结果，发现其中 24 例发生了股骨头坏死，比例约为 29.0%。根据 2016 年梁凡等在《中华创伤杂志》中的报道，246 例股骨颈骨折中，共 38 例（15.4%）发生股骨头坏死。艾自胜等报道称，在 99 例股骨颈骨折患者中，共有 15 例出现股骨头坏死，坏死率为 15.2%。国外的其他报道称，股骨颈骨折后发生股骨头坏死的患者比例为 16.0% ～ 25.7%。

12. 骨折后股骨头坏死发生的时间在 1 年半到 3 年之间

根据 Wang 等的报道，股骨颈骨折后，从内固定手术到发生坏死的时间约为 18 个月（9～52 个月）。根据梁凡等的报道，其从手术到发生坏死的时间约为 3.8 年。艾自胜等报道的时间大多为 18～30 个月。周锦春等发现，股骨颈骨折患者术后发生股骨头坏死的中位时间为（17.0±4.6）个月。Min 和 Kim 报道，骨折术后因为发生骨坏死而再行 THA 手术的时间约为 3.3 年。综合以上分析，股骨颈骨折术后发生股骨头坏死的时间在 1 年半到 3 年之间，在此期间加强密切随访，能够更及时地发现坏死。

13. 股骨颈骨折后发生股骨头坏死的危险因素较多

股骨颈骨折按解剖部位、骨折线角度、骨折移位程度分类。其中根据骨折移位程度分类的 Garden 分型是股骨颈骨折的常用分型。不同 Garden 分型的患者具有不同的发生股骨头坏死的风险。与之类似，根据解剖部位分类的方法也常用于对患者预后的判断。例如，头下型骨折的患者，其发生股骨头坏死的概率较高。

有较多研究关注于股骨颈骨折后有哪些临床危险因素（clinical risk factors，CRFs）与股骨头坏死的发生相关。他们得到了一些相似的结论，这些危险因素包括 Garden 分型、复位满意程度、是否高能量创伤、年龄、是否取出内固定等。其中，Kang 等指出，Garden 分型为 Ⅰ 型、Ⅱ 型的患者，其股骨头坏死的发生率为 4.1%，而 Garden 分型为Ⅲ型、Ⅳ型的患者，其股骨头坏死的发生率为 20%，两组之间的对比差异具有统计学意义（P=0.030）。Ai 等的研究显示，解剖复位满意的骨折患者中，术后发生股骨头坏死的比例为 2.6%，而未达到完全解剖复位的患者中，术后发生股骨头坏死的比例达到 23.3%，这一差异具有统计学意义（P=0.021）。在内固定是否取出方面，Ai 等报道，在内固定未取出组中，发生股骨头坏死的患者占 11.8%，内固定取出后者发生坏死的比例占 35.7%，其差异有统计学意义（P=0.028）。但周锦春等的研究发现，是否取出内固定与股骨头坏死的发生不具有显著性的关联（P=0.153）。Schweitzer 等报道，通过逻辑回归分析，年龄与股骨头坏死发生率独立相关（P=0.04）。有研究发现，在儿童及青少年股骨颈骨折的患者中，从受伤到手术的时间间隔越长，股骨头坏死发生的风险则越高。但这一特点在关于成年患者的研究中得到不同的观点，Papakostidis 等在一篇荟萃了 7 项研究的 Meta 分析中发现，从受伤到接受手术的时间差异，与股骨头坏死的发生风险之间没有明显关联。Gao 等的研究指出，缩短骨折手术间隔（injury-to-surgery interval，ISI）可能无法降低骨折后股骨头坏死的发生率，并指出内源性的危险因素可能具有更重要的影响。Razik 等报道，在他们的一项纳入了 92 例 60 岁以下患者的研究中，内固定的方式对于股骨头坏死的发生具有更重要的影响，而尽早进行手术干预并不能减少股骨头坏死的发生。

参考文献

1. Panteli M, Rodham P, Giannoudis PV. Biomechanical rationale for implant choices in femoral neck fracture fixation in the non-elderly. Injury, 2015, 46 (3)：

中国医学临床百家

445-452.

2.Wang T, Sun JY, Zha GC, et al. Analysis of risk factors for femoral head necrosis after internal fixation in femoral neck fractures. Orthopedics, 2014, 37 (12): e1117-1123.

3.Ye Y, Hao J, Mauffrey C, et al. Optimizing Stability in Femoral Neck Fracture Fixation. Orthopedics, 2015, 38 (10): 625-630.

4.Samsami S, Saberi S, Sadighi S, et al. Comparison of Three Fixation Methods for Femoral Neck Fracture in Young Adults: Experimental and Numerical Investigations. J Med Biol Eng, 2015, 35 (5): 566-579.

5.Wang C, Xu GJ, Han Z, et al. Correlation Between Residual Displacement and Osteonecrosis of the Femoral Head Following Cannulated Screw Fixation of Femoral Neck Fractures. Medicine (Baltimore), 2015, 94 (47): e2139.

6.Slobogean GP, Sprague SA, Scott T, et al. Complications following young femoral neck fractures. Injury, 2015, 46 (3): 484-491.

7.Cui L, Zhuang Q, Lin J, et al. Multicentric epidemiologic study on six thousand three hundred and ninety five cases of femoral head osteonecrosis in China. Int Orthop, 2016, 40 (2): 267-276.

8.Yeranosian M, Horneff JG, Baldwin K, et al.Factors affecting the outcome of fractures of the femoral neck in children and adolescents: a systematic review.Bone Joint J, 2013, 95-B (1): 135-142.

9.周锦春，郭敦明，王青，等．股骨颈骨折闭合复位加压螺纹钉内固定术后股骨头坏死多中心多因素相关分析．中华骨科杂志，2013，33（5）：549-554.

10.梁凡，彭昊，胡巍，等．股骨颈骨折术后继发股骨头坏死的危险因素分析．

中华创伤杂志，2016，32（9）：813-817.

11.Min BW，Kim SJ. Avascular necrosis of the femoral head after osteosynthesis of femoral neck fracture. Orthopedics，2011，34（5）：349.

12.Kang JS，Moon KH，Shin JS，et al. Clinical Results of Internal Fixation of Subcapital Femoral Neck Fractures. Clin Orthop Surg，2016，8（2）：146-152.

13.Ai ZS，Gao YS，Sun Y，et al. Logistic regression analysis of factors associated with avascular necrosis of the femoral head following femoral neck fractures in middle-aged and elderly patients.J Orthop Sci，2013，18（2）：271-276.

14.Schweitzer D，Melero P，Zylberberg A，et al. A Factors associated with avascular necrosis of the femoral head and nonunion in patients younger than 65 years with displaced femoral neck fractures treated with reduction and internal fixation. Eur J Orthop Surg Traumatol，2013，23（1）：61-65.

15.Papakostidis C，Panagiotopoulos A，Piccioli A，et al.Timing of internal fixation of femoral neck fractures. A systematic review and meta-analysis of the final outcome. Injury，2015，46（3）：459-466.

16.Gao YS，Zhu ZH，Chen SB，et al. Injury-to-surgery interval does not affect the occurrence of osteonecrosis of the femoral head：a prospective study in a canine model of femoral neck fractures.Med Sci Monit，2012，18（7）：BR259-264.

17.Razik F，Alexopoulos AS，El-Osta B，et al. Time to internal fixation of femoral neck fractures in patients under sixty years—does this matter in the development of osteonecrosis of femoral head? Int Orthop，2012，36（10）：2127-2132.

（翟吉良　整理）

骨髓间充质干细胞在激素性股骨头坏死的发生发展中起非常重要的作用

    激素性股骨头坏死的发病机制尚未阐明，目前的发病机制学说主要有：脂肪代谢紊乱学说、血管内凝血学说、骨质疏松学说、细胞凋亡学说等。

    脂肪代谢紊乱学说主要是基于股骨头坏死患者存在骨髓脂肪化。脂肪细胞肥大引起股骨头间室综合征，髓内压增高引起毛细血管及小静脉受挤压，血供不足引起坏死。糖皮质激素还可以引起高脂血症，使微血管内脂肪栓子形成，血管内皮损伤继发微血栓形成。

    血管内凝血学说由 Jones 在 1985 年提出，他认为血管内皮损伤、血液高凝状态等继发微血栓形成是其他各种原因的共同通路。

    骨质疏松学说主要是指激素可通过糖皮质激素受体（glucocorticoid receptor，GR）和 AP-1 途径抑制骨髓间充质干细胞（bone marrow mesenchymal stem cells，BMSCs）的增殖和成骨方向分化，从而导致骨形成减少，骨细胞数量下降。同时，糖皮质激素还可以延长破骨细胞的生存期，使骨吸收增强，从而引起骨质疏松，骨生成和骨吸收的动态平衡被打破。由于髋关节的负重作用，晚期可出现骨小梁骨折，引起股骨头塌陷。

研究发现，成骨细胞、骨细胞及骨髓基质细胞凋亡是激素性股骨头坏死的重要特征。因此，细胞凋亡学说的主要观点是糖皮质激素通过一系列信号通路介导成骨细胞及骨细胞大量凋亡，从而引起股骨头坏死。近年来，干细胞在损伤修复、肿瘤、心血管疾病方面有着广泛的研究和应用，其在激素性股骨头坏死发病机制中的作用亦受到关注。

BMSCs 是一类能够自我更新、具有多向分化能力的干细胞，具有贴壁生长的特性，能够向成骨细胞、软骨细胞、脂肪细胞等多向分化。BMSCs 表面目前尚无特异性分子标志物，主要是通过表达黏附分子及整合素相关分子（CD73、CD44、CD105、CD90、CD146），而不是表达造血干细胞相关分子（CD45、CD14、CD34）而进行鉴定。BMSCs 广泛存在于骨髓、脂肪、胎盘、骨膜等组织器官中。BMSCs 能够分化为成骨细胞，可以分泌血管内皮生长因子（VEGF）等一系列生长因子，促进组织再生，召集内皮细胞，促进缺血组织中受损血管的血管化和内皮化。

研究发现，激素性股骨头坏死患者股骨近端 BMSCs 活性和数量相比非股骨头坏死患者下降，而且股骨头坏死患者自身BMSCs 的成骨分化能力显著下降。因此，激素性股骨头坏死患者的骨髓间充质干细胞数量下降、成骨分化能力降低在股骨头坏死发病机制中起着重要的作用。根据上述理论，很多学者应用自体骨髓间充质干细胞治疗早期股骨头坏死，取得了初步的成果。干细胞治疗股骨头坏死需严格选择适应证。一般应选择早期患者，即 ARCO 分期Ⅰ期、Ⅱ期，此时股骨头外形完好，无明显的囊性变。对于 ARCO Ⅲ期患者，由于此时已经出现股骨头塌陷，即使干细胞可以促进成骨，也很难阻止进一步发展至骨关节炎。Hernigou 等报道了 189 例髋接受浓缩骨髓液治疗的股骨头坏死患者，随访时间 5 ～ 10 年。他发现患者预后和注射骨髓量及股骨头坏死分期相关。塌陷前早期患者及注射量大的患者预后效果较好。Ganji 等通过前瞻性双盲研究发现，单纯髓心减压组中，8/11 例出现软骨下骨病变加重，而骨髓注射组只有 3/13 例出现病变加重。Hernigou 等回顾性分析了接受骨髓浓缩液注射的 342 例股骨头坏死患者（534 例髋），经过平均 12 年随访后，371 例髋坏死区域从 $26cm^3$ 减小至 $12cm^3$，只有 94 例患者接受了全髋关节置换。该学者认为，最佳适应证是塌陷前期髋关节出现症状时。移植后的 BMSCs 是否能够在组织内增殖分化是临床和基础研究关注的问题。目前认为，细胞损伤后会释放一系列分子信号，能够诱导干细胞聚集。一旦组织缺血，循环中的干细胞能够附着到血管内皮细胞上，逐渐迁徙到缺血损伤部位。Li 等通过

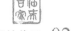

动物实验确认了静脉移植同种异体 BMSCs 能够迁移到股骨头。并且 BMSCs 不止可以迁移到股骨头，还能够在其中停留相当长的时间。通过组织切片免疫荧光观察到坏死股骨头的 BMSCs 浓度高于正常股骨头、肺、肝等。Yan 等发现，移植的 BMSCs 能够在股骨头坏死区域分化成成骨细胞，缺氧能够促进 BMSCs 分泌血管生长因子促进血管再生，也有利于骨修复。总之，BMSCs 的多能性、对损伤组织的归巢特性、增加细胞迁移分化和血管化的旁分泌特性都使其成为股骨头坏死自体移植修复的理想种子细胞。

还有一些学者将骨髓浓缩液联合生物材料如多孔磷酸钙等进行骨修复。Liu 等报道了股骨头坏死髓心减压联合纳米羟基磷灰石 / 多聚酰胺复合 BMSCs 的治疗效果。将材料浸泡到骨髓液中后，将复合材料植入股骨头区域。重复操作并进行打压。所有 Ⅲ A 期的 ONFH 都取得了成功。为了增强 BMSCs 的修复作用，一些学者对 BMSCs 进行基因转染，导入促进骨形成或者血管再生的基因，希望增强BMSCs的成骨分化和诱导血管再生的作用。Tang 等研究了转染 *BMP-2* 基因的 BMSCs 复合 β-TCP 对山羊股骨头坏死的修复作用，结果显示实验组新骨体积更多，机械强度更接近于正常骨。Hang 等研究了 *VEGF-165* 转染 BMSCs 修复狗股骨头坏死的效果，研究显示 *VEGF-165* 转染的 BMSCs 能够增强骨修复和血管再生。Wen 等应用 *HGF* 转染 BMSCs 治疗兔股骨头坏死，发现能够促进骨坏死修复和血管生成。

干细胞骨内注射的安全性一直备受关注。尽管 BMSCs 免疫原性很低，但是目前骨坏死修复只使用自体 BMSCs。临床用 BMSCs 的培养机构需要具有产品生产质量管理规范（GMP）认证，必须遵守相关质量控制的规则。由于进行大规模细胞培养，所以部分衰老细胞有发生异倍体的可能性。但是 BMSCs 具有自我更新的潜能，可以发生自我修复。并且，发生衰老和异倍体时细胞的培养时间远远长于临床上实际应用的时间。由于骨组织对脂类具有通透性，所以需考虑脂肪栓塞的发生。对此，文献中鲜有报道。使用过滤网尽可能过滤到骨髓中的脂肪可以最大限度地减少脂肪栓塞的发生风险。干细胞注射也可能带来肿瘤风险。人们推测干细胞主要通过促进肿瘤血管生长的方式，促进癌细胞发展。尽管多数研究没有报道这类明显的不良反应，但这可能与病例数较少、随访时间较短有关，仍需要引起足够警惕。Hernigou 等随访了 1089 例接受骨髓浓缩液治疗股骨头坏死的患者，随访时间为 5 ～ 22 年，行 MRI 检查发现，回植部位没有明显肿瘤；对于全身其他部位来说，经过平均 12.5 年随访，癌症的相对发病率与正常人群相比，没有出现明显升高。Tarte 等在两个大型多中心研究中，未发现 BMSCs 恶变的迹象。

总之，骨髓间充质干细胞的研究在激素性股骨头坏死的发生发展中起到了核心的作用。目前的细胞实验及体内试验均证实大剂量激素会导致骨髓间充质干细胞数量下降及成骨分化能力下降，从而导致骨坏死的修复重建能力降低。探索骨髓间充质干细胞的分化调控靶点仍然是目前临床基础研究的热点。通过干细胞移植、基因转染、靶基因调控等手段重建骨髓间充质干细胞的增殖和成骨分化潜能可能是未来股骨头坏死的重要治疗手段。

参考文献

1. Kerachian MA，Harvey EJ，Cournoyer D，et al.A rat model of early stage osteonecrosis induced by glucocorticoids.J Orthop Surg Res，2011，6：62.

2. Murphy MB，Moncivais K，Caplan AI. Mesenchymal stem cells：environmentally responsive therapeutics for regenerative medicine. Exp Mol Med，2013，45：e54.

3.Gangji V，De Maertelaer V，Hauzeur JP. Autologous bone marrow cell implantation in the treatment of non-traumatic osteonecrosis of the femoral head：Five year follow-up of a prospective controlled study. Bone，2011，49（5）：1005-1009.

4.Li ZH，Liao W，Cui XL，et al. Intravenous transplantation of allogeneic bone marrow mesenchymal stem cells and its directional migration to the necrotic femoral head. Int J Med Sci，2011，8（1）：74-83.

5.Liu Y，Liu S，Su X. Core decompression and implantation of bone marrow mononuclear cells with porous hydroxylapatite composite filler for the treatment of osteonecrosis of the femoral head. Arch Orthop Trauma Surg，2013，133（1）：125-133.

6.Sun W，Li Z，Gao F，et al. Recombinant human bone morphogenetic protein-2 in debridement and impacted bone graft for the treatment of femoral head osteonecrosis.

中国医学临床百家

PLoS One, 2014, 9 (6): e100424.

7.Hang D, Wang Q, Guo C, et al. Treatment of osteonecrosis of the femoral head with VEGF165 transgenic bone marrow mesenchymal stem cells in mongrel dogs. Cells Tissues Organs, 2012, 195 (6): 495-506.

8.Wen Q, Jin D, Zhou CY, et al . HGF-transgenic MSCs can improve the effects of tissue self-repair in a rabbit model of traumatic osteonecrosis of the femoral head. PLoS One, 2012, 7 (5): e37503.

9.Hernigou P, Homma Y, Flouzat-Lachaniette CH, et al. Cancer risk is not increased in patients treated for orthopaedic diseases with autologous bone marrow cell concentrate. J Bone Joint Surg Am, 2013, 95 (24): 2215-2221.

（董玉雷　整理）

非编码 RNA 在股骨头坏死中的作用

　　在股骨头坏死中，尤其是在激素性股骨头坏死的发生发展过程中，人骨髓间充质干细胞（human bone marrow mesenchymal stem cells, hBMSCs）的成骨分化及成脂分化起到了重要的作用。基因表达的改变往往是引起骨髓间充质干细胞分化特性改变的根本原因。然而，在人类基因中仅有 1% ～ 2% 的序列能够编码蛋白质，基因的差异表达很大限度上依赖于转录水平及转录后水平的调控。在相应的调控过程中，非编码 RNA 是近年来的研究热点。

　　非编码 RNA 包括以 microRNA（miRNA）为代表的短小 RNA、长链非编码 RNA（long non-coding RNA, lncRNA）以及新近发现的环状 RNA（circular RNA, circRNA）。它们通过对基因表达的调控，广泛参与人类发育、肿瘤形成与发展及其他疾病发生发展的过程。这些非编码 RNA 通过不同途径调控成骨、成脂相关基因表达，并通过影响信号通路实现对 hBMSCs 成骨分化及成脂分化的调控，影响股骨头坏死的发生发展过程。

14. miRNA 通过参与人骨髓间充质干细胞成骨分化及成脂分化过程的调控而致股骨头坏死

miRNA 是一类长度为 21～25 个碱基的单链 RNA，广泛存在于生物界。目前，miRNA 数据库中包含了 1000 余条 miRNA。miRNA 是一类新发现的基因调节剂，它们广泛参与人类基因表达的调控，通过引导 mRNAs 的快速脱腺苷酸化，影响 mRNAs 稳定，进而调控基因的表达。研究表明，miRNA 广泛参与 hBMSCs 成骨分化及成脂分化过程的调控，其参与的方式及调控机制分述如下。

（1）miRNA 通过影响成骨相关基因的表达，调控 BMSCs 的成骨分化。hBMSCs 的成骨分化过程受到许多基因及转录因子的调控，如 *Runx2*、*Osx*、*Dlx5* 以及 *BMP-2*。*Runx2* 是 hBMSCs 成骨分化所必需的基因，而 miR-23a、miR-30c、miR-34c、miR-133a、miR-135a、miR-137、miR-204、miR-205、miR-217、miR-218 以及 miR-338 可以通过降低 *Runx2* 的表达，抑制 hBMSCs 成骨分化过程。*Osx* 是 *Runx2* 的下游基因，在成骨分化过程中起重要作用。miR-637 通过直接抑制 *Osx* 的表达，进而抑制 hBMSCs 的成骨分化过程。此外，miR-93 可以通过抑制 *Osx* 表达，抑制小鼠成骨细胞的分化。而 miR-214、miR-145 同样可以降低 *Osx* 的表达量，抑制成骨分化过程。对于参与成骨分化过程的其他基因，它们的作用亦可能被相应的 miRNA 所减弱。miR-200a 以及 miR-145 通过抑制 *Dlx5* 表达，miR-100 通过减弱 *BMP-2* 的作用，miR-140-5p 通过直接抑制成骨分化标记物 *BMP-2* 的表达来抑制 hBMSCs 成骨分化过程。

（2）miRNA 通过影响成脂相关基因的表达，调控 BMSCs 的成骨分化。hBMSCs 既可以向成骨细胞分化，亦可以向脂肪细胞分化，大量转录因子及信号通路参与调节了成骨分化及成脂分化的平衡，miRNA 可以调控这种平衡双向移动。miR-22 可降低成脂基因 *HDAC6* 的表达，抑制成脂分化过程，并促进成骨分化。PPARr 是促进成脂分化的重要转录因子，miR-548d-5p 与 miR-20a 可以通过直接抑制 PPARr 的表达，使 BMSCs 的成骨-成脂分化平衡向成骨分化方向移动。此外，miR-20a 还可以通过影响 *BAMB1* 和 *CRIM1* 的表达，影响 BMSCs 的成骨-成脂平衡。miR-194 和 miR-302a 的过表达可以通过直接降低 *COUP-TF* II 的表达抑制成脂分化，使 BMSCs 向成骨细胞分化。

（3）miRNA 通过影响细胞周期相关基因的表达，调控 BMSCs 的成骨分化。miRNA 可以通过调控 BMSCs 中改变增殖相关基因与分化相关基因的表达平衡，间接地调节 BMSCs 的成骨分化过程。miR-125b 通过调控 BMSCs 的增殖过程，影响其成骨能力。miR-335 的高表达不仅影响了 BMSCs 的成骨分化与成脂分化过程，还影响了其增殖能力与迁移能力。在对脂肪来源的间充质干细胞的研究中，研究者发现 miR-196a 过表达显著降低了脂肪来源间充质干细胞的增殖能力，从而提高了其成骨分化能力。此外，miR-141-3p 通过抑制细胞周期相关基因，使 BMSCs 停滞于 G0/G1 期，降低了 BMSCs 的增殖能力，并通过抑制 BMSCs 中碱性磷酸酶的活性，抑制其成骨分化过程，并减少了矿化基质的形成。

（4）miRNA 通过调节相关信号通路，调控 BMSCs 的成骨分化过程。许多信号通路，如 Wnt 通路、BMPs 通路、TGF-b 通路以及 Notch 通路参与调控了 BMSCs 的成骨分化过程。而 miRNA 可以通过对这些通路上关键基因的转录后调控，调节 BMSCs 的成骨分化过程。

经典的 Wnt 通路可以通过不同机制增加骨量形成。miR-346 可以通过引起通路关键基因 *GSK-3b* mRNA 的降解，激活 Wnt 通路，促使 BMSCs 向成骨细胞分化。而 miR-21 亦可以促进 *GSK-3b* 的磷酸化，使细胞质中 b-catenin 积累增加，激活 *Runx2* 转录，通过 PI3K-AKT 通路促进 BMSCs 的成骨分化。此外 miR-29a 可通过直接影响 Wnt 通路的负调控因子 *DKK1* 与 *SFRP2* 的表达、miR-335-5p 下调 *DKK1* 的表达、miR-218 下调 *SFRP2* 和 *DKK2* 的表达，激活 Wnt 信号通路，促进 BMSCs 的成骨分化过程。

BMP 信号通路在成骨细胞分化以及骨质形成的过程中起到了重要作用。miRNA 可通过调控 BMP 信号传导通路，影响骨质形成过程。miR-2861 及 miR-3960 可通过不同方式增强 *BMP-2* 的表达引起骨形成过程。此外，miR-370 可通过降低 *BMP-2* 的表达量从而减弱成骨分化作用。

TGF-b 信号通路的激活能够有效地抑制 BMSCs 成骨分化过程。miRNA 可以通过参与调控 TGF-b 信号传导通路上的相关基因，影响成骨分化过程。miR-181a 过表达可以通过靶向下调 TGF-b 信号传导通路上的信号分子 Rgs4 以及 Gata6 的表达，抑制 TGF-b 信号传导通路，促进 BMSCs 的成骨分化。

大量 miRNA 同样被证实参与了 Notch 信号通路的调控。Notch 信号通路在细胞增殖、分化过程中起重要作用。研究者发现，miR-34a 与 miR-34c 可以通过靶向降低 Notch 信号传导通路上的关键转录因子 *Jagged1* 的表达，抑制 BMSCs 骨质形成过程。而 miR-34c 还可以通过靶向抑制 *Notch1*、*Notch2* 的表达，同样减弱 BMSCs 的成骨分化过程。

（5）miRNA 与激素性股骨头坏死。目前，对于 miRNA 与股骨头坏死的研究多集中于激素性股骨头坏死方面，而其他病因引起的股骨头坏死研究较少。因此，此处谨以激素性股骨头坏死为代表，简述 miRNA 在股骨头坏死方向上的研究进展。

当以不同剂量的地塞米松培养 BMSCs 时，大剂量地塞米松刺激的 BMSCs 成骨能力明显降低。并且出现了成骨基因如 *OC*、*OPN* 和 *Runx2* 的表达下降。以 miRNA 芯片技术对地塞米松刺激的 BMSCs 成骨分化过程中差异性表达 miRNA 进行分析，发现多个 miRNA 的差异表达。进一步研究发现，miR-216a 通过调节 *c-Cb1*，可影响 PI3K/AKT 通路，解除地塞米松对于成骨分化的抑制，并促进 BMSCs 的成骨分化；miR-23a 通过抑制 *LRP5* 的表达，使 BMSCs 中 wnt/β-catenin 通路失活，从而抑制 hBMSCs 的成骨分化。上述研究提示，miRNA 可能通过减弱 BMSCs 的成骨分化潜能，在激素性股骨头坏死的发生发展过程中起调控作用。此外，在激素性股骨头坏死患者的血清中，miRNA 的差异表达亦有报道，提示 miRNA 具有激素性股骨头坏死早期诊断的潜在价值，然而，miRNA 的临床应用尚需进一步验证。

15. lncRNA 和 circRNA 与股骨头坏死关系的研究相对缺乏，但是相关研究已经开展

lncRNA 是长度大于 200 核苷酸的功能性非编码 RNA。由于 lncRNA 结构的复杂性、可变性以及定位的不确定性，lncRNA 主要通过基因印记、染色质重塑、细胞周期调控、剪接调控、miRNA 的降解和翻译调控等方式，广泛参与转录前、转录过程中及转录后的修饰，与多种疾病的发生发展有密切关系。另外，lncRNA 还可以作为结合 miRNA 的海绵发挥作用，这表明 lncRNA 的表达变化也可对 miRNA 的作用产生重要影响。

circRNA 是新近确认的由特殊的选择性剪切产生的非编码 RNA，大量存在于真核细胞中，具有一定的组织、时序和疾病特异性。与线性 RNA 不同的是，circRNA 呈封闭环状结构，不受 RNA 外切酶的影响，表达更稳定，在真核细胞中甚至超过其线性异构体 10 倍以上。研究表明，某些特殊的 circRNA 分子富含

miRNA 结合位点，在细胞中起到 miRNA 海绵的作用，进而解除 miRNA 对其靶基因的抑制作用，升高靶基因的表达水平。

目前，对于 lncRNA 和 circRNA 与股骨头坏死关系的研究相对缺乏，在股骨头坏死患者血浆或骨髓间充质干细胞中是否存在上述两种非编码 RNA 的差异表达也尚不明确。然而，RNA 之间能通过竞争有限的微小 RNA 池影响各自的表达水平。Pandolfi 等提出了竞争性内源 RNA 假说：除了已知的 miRNA 通过与靶 mRNA 结合，在转录后水平影响 RNA 的稳定性和翻译过程外，RNA 也能反向影响 miRNA 的水平。各种类型的 RNA 转录物以 miRNA 反应元件为语言，通过竞争结合共同的 miRNA，影响游离 miRNA 的表达水平，实现相互调节。目前已有研究证明，lncRNA 与 circRNA 均可作为 miRNA 的竞争性内源 RNA 发挥作用。因此，lncRNA、circRNA 与 miRNA 之间可能形成复杂的非编码 RNA 调控网络，通过复杂的机制影响股骨头坏死的发生发展，而这些机制需要进一步的研究证实。

非编码 RNA 通过相对复杂的机制调控基因的表达，广泛参与在细胞凋亡与迁移、肿瘤发生发展、胚胎发育等各种正常生物学功能以及疾病进展过程中。当前已有的研究表明，股骨头坏死的发生发展与基因表达的改变密切相关，而非编码 RNA 被认为是基因差异表达的重要调控因素。因此，非编码 RNA 在股骨头坏死的疾病进程中可能起重要作用。目前，对于非编码 RNA 与股骨头坏死的研究多集中在 miRNA 调控激素性股骨头坏死方面。研究表明，miRNA 在骨髓间充质干细胞分化过程中起重要的调控作用，并参与了激素性股骨头坏死的发生发展过程，且具有潜在的早期诊断和治疗价值。然而，仅仅对于 miRNA 的研究并不能完全阐明非编码 RNA 参与股骨头坏死病情进展的机制。目前，对于其他非编码 RNA 与其他原因引起的股骨头坏死研究相对缺乏。此外，关于非编码 RNA 对于股骨头坏死的早期诊断与治疗价值作用也无高质量的文献报道。通过已有的报道我们推测，各种非编码 RNA 可能通过相互作用，构成以 miRNA 为通用语言的、复杂的非编码 RNA 调控网络，在股骨头坏死的发生发展过程中起重要作用，并可能作为重要的诊断及治疗手段，预防股骨头坏死的发生发展。

参考文献

1. Hansen TB, Jensen TI, Clausen BH. Natural RNA circles function as efficient microRNA sponges. Nature, 2013, 495 (7441): 384-388.

2. Zhang JF, Fu WM, He ML, et al. MiR-637 maintains the balance between adipocytes and osteoblasts by directly targeting Osterix. Mol Biol Cell, 2011, 22 (21): 3955-3961.

3. Shi K, Lu J, Zhao Y, et al. MicroRNA-214 suppresses osteogenic differentiation of C2C12 myoblast cells by targeting Osterix. Bone, 2013, 55 (2): 487-494.

4. Jia J, Tian Q, Ling S, et al. miR-145 suppresses osteogenic differentiation by targeting Sp7. FEBS Lett, 2013, 587 (18): 3027-3031.

5. Zeng Y, Qu X, Li H, et al. MicroRNA-100 regulates osteogenic differentiation of human adipose-derived mesenchymal stem cells by targeting BMPR2. FEBS Lett, 2012, 586 (16): 2375-2381.

6. Hwang S, Park SK, Lee HY, et al. miR-140-5p suppresses BMP2-mediated osteogenesis in undifferentiated human mesenchymal stem cells. FEBS Lett, 2014, 588 (17): 2957-2963.

7. Huang S, Wang S, Bian C, et al. Upregulation of miR-22 promotes osteogenic differentiation and inhibits adipogenic differentiation of human adipose tissue-derived mesenchymal stem cells by repressing HDAC6 protein expression. Stem Cells Dev, 2012, 21 (13): 2531-2540.

8. Sun J, Wang Y, Li Y, et al. Downregulation of PPARγ by miR-548d-5p suppresses the adipogenic differentiation of human bone marrow mesenchymal stem cells and enhances their osteogenic potential. J Transl Med, 2014, 12: 168.

9. Zhang JF, Fu WM, He ML, et al. MiRNA-20a promotes osteogenic differentiation of human mesenchymal stem cells by co-regulating BMP signaling. RNA Biol, 2011, 8 (5): 829-838.

10. Jeong BC, Kang IH, Hwang YC, et al. MicroRNA-194 reciprocally stimulates osteogenesis and inhibits adipogenesis via regulating COUP-TFII expression. Cell Death Dis, 2014, 5: e1532.

11. Kang IH, Jeong BC, Hur SW, et al. MicroRNA-302a stimulates osteoblastic differentiation by repressing COUP-TFII expression. J Cell Physiol, 2015, 230 (4): 911-921.

12. Tomé M, López-Romero P, Albo C, et al. miR-335 orchestrates cell

proliferation, migration and differentiation in human mesenchymal stem cells. Cell Death Differ, 2011, 18 (6): 985-995.

13. Qiu W, Kassem M. miR-141-3p inhibits human stromal (mesenchymal) stem cell proliferation and differentiation. Biochim Biophys Acta, 2014, 1843 (9): 2114-2121.

14. Wang Q, Cai J, Cai XH, et al. miR-346 regulates osteogenic differentiation of human bone marrow-derived mesenchymal stem cells by targeting the Wnt/ β -catenin pathway. PLoS One, 2013, 8 (9): e72266.

15. Meng YB, Li X, Li ZY, et al. microRNA-21 promotes osteogenic differentiation of mesenchymal stem cells by the PI3K/ β -catenin pathway. J Orthop Res, 2015, 33 (7): 957-964.

16. Zhang J, Tu Q, Bonewald LF, et al. Effects of miR-335-5p in modulating osteogenic differentiation by specifically downregulating Wnt antagonist DKK1. J Bone Miner Res, 2011, 26 (8): 1953-1963.

17. Zhang WB, Zhong WJ, Wang L. A signal-amplification circuit between miR-218 and Wnt/ β -catenin signal promotes human adipose tissue-derived stem cells osteogenic differentiation. Bone, 2014, 58: 59-66.

18. Hu R, Liu W, Li H, et al. A Runx2/miR-3960/miR-2861 regulatory feedback loop during mouse osteoblast differentiation. J Biol Chem, 2011, 286 (14): 12328-12339.

19. Itoh T, Ando M, Tsukamasa Y, et al. Expression of BMP-2 and Ets1 in BMP-2-stimulated mouse pre-osteoblast differentiation is regulated by microRNA-370. FEBS Lett, 2012, 586 (12): 1693-1701.

20. Bhushan R, Grünhagen J, Becker J, et al. miR-181a promotes osteoblastic

differentiation through repression of TGF-β signaling molecules. Int J Biochem Cell Biol, 2013, 45 (3): 696-705.

21. Chen L, Holmstrøm K, Qiu W, et al. microRNA-34a inhibits osteoblast differentiation and in vivo bone formation of human stromal stem cells. Stem Cells, 2014, 32 (4): 902-912.

22. Bae Y, Yang T, Zeng HC, et al. miRNA-34c regulates Notch signaling during bone development. Hum Mol Genet, 2012, 21 (13): 2991-3000.

23. Bian Y, Qian W, Li H, et al. Pathogenesis of glucocorticoid-induced avascular necrosis: A microarray analysis of gene expression in vitro. Int J Mol Med, 2015, 36 (3): 678-684.

24. Li H, Li T, Fan J, et al. miR-216a rescues dexamethasone suppression of osteogenesis, promotes osteoblast differentiation and enhances bone formation, by regulating c-Cbl-mediated PI3K/AKT pathway. Cell Death Differ, 2015, 22 (12): 1935-1945.

25. Li T, Li H, Wang Y, et al. microRNA-23a inhibits osteogenic differentiation of human bone marrow-derived mesenchymal stem cells by targeting LRP5. Int J Biochem Cell Biol, 2016, 72: 55-62.

26. Salzman J, Gawad C, Wang PL, et al. Circular RNAs are the predominant transcript isoform from hundreds of human genes in diverse cell types. PLoS One, 2012, 7 (2): e30733.

（董玉雷　整理）

自身基础疾病对股骨头坏死发生的影响

除了前述的创伤、酒精、激素等原因外，还有很多自身基础疾病与股骨头坏死的发生有着非常密切的联系，包括自身免疫性疾病、戈谢病、镰状细胞贫血、HIV、血液系统肿瘤、减压病。

16. 自身免疫性疾病发生股骨头坏死的风险要高于正常人群

自身免疫性疾病是指机体对自身抗原发生免疫反应，进而导致自身组织损害所引起的疾病。自身免疫性疾病包括系统性红斑狼疮（SLE）、类风湿关节炎、系统性血管炎、炎症性肠病等，其中SLE、类风湿关节炎、炎症性肠病被认为与股骨头坏死的发生有着密切的联系。此外，由于自身免疫性疾病多使用激素进行治疗，因此在患该类疾病的人群中发生股骨头坏死的风险要高于正常人群。

（1）SLE：SLE是一种原因不明的慢性炎症性疾病，可能累及皮肤、关节、肾脏、肌肉骨骼、神经系统等器官，其病程及临床表现复杂多变。SLE 女性发病多于男性（约 9 ：1）。随着医疗技术水平及人们对 SLE 认知的不断进步，SLE 患者的长期生存率在不断改善。1955 年以前，SLE 患者在确诊后的 5 年生存率不足 50%，而目前，确诊后 10 年生存率已达 90% 以上。随着 SLE 患者生存时间的延长，SLE 合并骨代谢方面的疾病也被越来越多地报道。股骨头无菌性坏死是 SLE 常见且最严重的并发症之一，最早由 Dubois 和 Cozen 在 1960 年报道。病变最主要发生在承重部位的股骨头，双侧均可累及，其发病率为 4% ～ 40%，平均约 10%。

目前，糖皮质激素在 SLE 治疗中的应用仍被认为是导致股骨头坏死最重要的因素。SLE 患者应用激素导致股骨头坏死的原因目前存在多种学说，如凝血功能障碍学说、脂质代谢异常学说、抑制成骨学说、骨质疏松学说等。激素导致机体内多种代谢异常，各种因素相互作用，最终破坏了股骨头的血流供应，导致股骨头坏死。此外，越来越多的研究显示，激素不是导致 SLE 并发股骨头坏死的唯一因素。与其他需要应用糖皮质激素进行治疗的疾病相比，SLE 患者股骨头坏死的发病率明显更高，提示 SLE 本身可能与股骨头坏死的发生也有着一定的联系。SLE 是一种累及多系统、多脏器的全身结缔组织病，其致病机制非常复杂，为多种免疫球蛋白、补体及抗原抗体复合物的沉积所导致的组织及血管壁炎症，进而引起凝血功能的异常，同时 SLE 还可引起患者体内脂质代谢异常，导致抗磷脂抗体综合征等。这些因素综合作用，最终使得股骨头局部出现脂肪栓塞、成骨细胞作用减弱、成脂细胞作用增强等，引起股骨头坏死。

（2）类风湿关节炎：类风湿关节炎是一种病因未明的以滑膜炎为主要病变的慢性系统性疾病，主要累及手、足等小关节，呈对称性、侵袭性。类风湿关节炎也可导致髋关节滑膜病变。在一项针对 507 例类风湿关节炎患者全髋关节置换术（total hip arthroplasty，THA）术后病理的研究中，约有 12% 的患者发现有股骨头坏死存在，缺血性坏死及骨变性坏死均有发现。类风湿关节炎患者股骨头坏死的发生机制尚未完全明了，但研究发现其与糖皮质激素的应用明显相关，但糖皮质激素的剂量并不影响疾病的发病率。并且在未使用糖皮质激素进行治疗的患者中，股骨头坏死的发生率大约为 3%，亦高于正常人群，提示类风湿关节炎所导致的全身炎症反应本身也可能对股骨头坏死的发生起到了一定的作用。

（3）炎症性肠病：炎症性肠病是一种特殊的慢性肠道炎症性疾病。一些文献曾探讨炎症性肠病，特别是溃疡性结肠炎和克罗恩病与股骨头坏死之间的联系。炎症性肠病患者的骨坏死通常是多中心、多骨受累的，除了股骨头坏死外，肩关节、膝关节等其他部位也可受累。大剂量糖皮质激素疗法被认为是导致炎症性肠病患者发生股骨头坏死最重要的原因。对于一些其他的发病机制假说，如肠外营养致病、炎症性肠病导致骨质疏松、凝血功能障碍等，目前尚没有确切的证据支持。因此，在应用糖皮质激素治疗炎症性肠病时股骨头坏死的风险应被特别注意。

17. 股骨头坏死是戈谢病最常见的骨受累表现

戈谢病（Gaucher disease）是最常见的糖脂代谢疾病，是由于编码溶酶体内 β - 葡糖脑苷脂酶的基因产生突变，导致底物（葡糖脑苷脂）在单核巨噬细胞系统内淤积，从而产生的一系列临床症状。基因突变位点的不同、表观遗传学的差异及环境的变化都会影响疾病的表现。根据神经系统是否受累，戈谢病分为非神经病变型（Ⅰ型）及神经病变型（Ⅱ型及Ⅲ型）。其中Ⅰ型为最常见亚型，患者通常无明显不适主诉，主要临床表现为肝、脾肿大，伴有不同程度的贫血及血小板减少。Ⅰ型戈谢病的骨骼受累以骨量减少及远端股骨锥形瓶畸形较为常见，但因骨骼受累引起不适主诉就诊的比例较少。

股骨头坏死是戈谢病最常见的骨受累表现。戈谢病同样会导致其他部位的骨坏死，如肱骨头等，但股骨头坏死在骨关节病变中最为常见。戈谢病患者发生股骨头坏死的机制尚未完全明了。在戈谢病患者中，股骨头坏死以单关节发病居多，且对侧关节及全身其他大关节通常不会受累。目前戈谢病的手术治疗大多选择 THA，髓芯减压术通常不作为治疗的首选。因为无法预测患者是否会发展为双侧股骨头坏死，所以关节融合术需要谨慎进行。此外，戈谢病的全身表现，如血流动力学不稳定等会影响手术决策。在围手术期处理中，最为重要的术前评估是患者的凝血功能，戈谢病患者血小板功能通常存在不同程度的异常，术前戈谢病患者的血小板计数通常也较低，术中及术后可能需要更多血液制品的支持，并且戈谢病患者术后出现血肿的概率高于一般人群，需要在术中进行谨慎的操作。戈谢病患者术后不明原因发热也是常见的并发症之一，由于在术中戈谢病特异性脂肪组织渗入股骨骨髓中也可以导致发热，因此应积极观察，寻找发热原因，再针对病因行进一步处理。

18. 股骨头坏死是镰状细胞贫血常见的并发症

镰状细胞贫血是一种遗传性疾病，是由正常血红蛋白 β 肽链的第六位氨基酸被疏水的缬氨酸取代，从而构成镰状血红蛋白所致。在缺氧、脱水、酸中毒等条件的作用下，红细胞会发生镰状改变，进而聚集成簇状或团状，阻碍血流的正常行进，进而影响各个脏器或结构的功能。镰状细胞贫血可影响骨组织的两个主要功能：造血功能和成骨功能。

股骨头坏死是镰状细胞贫血常见的并发症，发病率为3.2% ～ 26.7%。股骨头坏死多于 20 ～ 30 岁起病，累及双侧股骨头的患者约占 30%。镰状细胞贫血患者股骨头坏死的进展速度通常较快，保守治疗通常不能延缓疾病的进展，而髓芯减压术亦作用有限，因为镰状细胞贫血通常导致股骨头广泛的受累。随着镰状细胞贫血患者生存期的不断延长，发生股骨头坏死的患者最终都需要接受 THA 手术。THA 手术对于股骨头坏死合并镰状细胞贫血的患者来说是一种有效的、可靠的治疗方式，但由于镰状细胞贫血患者股骨头坏死的发病年龄通常较小，考虑到在人体内人工关节的预期寿命平均为 20 年左右，因此，是否对如此年轻的患者行 THA 手术需要临床工作者进行谨慎的抉择，并且在术前应做好全面的评估。

镰状细胞贫血患者股骨头坏死发生的机制目前仍未被完全阐明。一些研究认为，先天抗凝物质缺乏引起的血液高凝状态及纤溶效应降低是导致镰状细胞贫血患者中股骨头坏死高发的原因。此外，高红细胞比容、低血红蛋白水平以及可能伴发的地中海贫血都对股骨头坏死的发生起到了促进作用。

19. HIV 感染患者发生股骨头坏死的概率明显高于正常人群

HIV 感染患者发生股骨头坏死的概率大约是正常人群的 100 倍。在鸡尾酒疗法被应用于 HIV 感染患者后的 10 年间，HIV 感染患者股骨头坏死的发病率明显提高，提示这一系列的药物和疗法可能在股骨头坏死的发生中起到一定的作用。但依照很多研究的结果来看，目前仍然很难将 HIV 感染患者股骨头坏死的高发病率完全归因于蛋白酶抑制剂或反转录酶抑制剂等药物的作用。HIV 感染、HIV 及其并发症（如高脂血症、骨质疏松等）的治疗都可能与股骨头坏死的发生密切相关。HIV 感染患者体内长期、慢性的炎症反应可能也在股骨头坏死的发生中起到了一定的作用，这与 SLE 患者股骨头坏死的发病机制假说有些相似。

糖皮质激素在 HIV 感染患者中的应用被认为是股骨头坏死发病的重要危险因素，这与在其他人群中的结论是相似的。糖皮质激素被广泛应用于治疗 HIV 相关的机会性感染，如肺囊虫肺炎等，以及一些非 HIV 相关的疾病，如哮喘、过敏反应等。蛋白酶抑制剂可能会通过调节细胞色素 P450 介导体内代谢通路来加重糖皮质激素的不良反应。因此，对 HIV 感染患者应用糖皮质激素治疗前，股骨头坏死发生的风险必须被考虑在内。

20. 儿童期的淋巴瘤和白血病与股骨头坏死的发生有着一定的关系

血液系统肿瘤，特别是儿童期的淋巴瘤和白血病，与股骨头坏死的发生有着一定的关系。随着带有糖皮质激素的化疗方案不断发展和进步，血液系统肿瘤患者的无疾病存活期（event-free survival）正在不断提升。此外，造血干细胞移植也需要应用糖皮质激素来控制移植物抗宿主反应。长期使用糖皮质激素所引起的相关不良反应也越来越受人们关注，承重关节的骨坏死是药物不良反应导致的最为严重的并发症之一。此外，一些其他的抗肿瘤药物也被认为和股骨头坏死的发生有一定的联系。

21. 微栓塞是减压病相关股骨头坏死最主要的发病原因

减压病多见于潜水作业、特殊的高空飞行作业人群。是由高压环境作业后减压不当，体内原已溶解的气体超过了过饱和界限，在血管内及组织间隙中形成气泡所致的全身性疾病。缺血性骨坏死是减压病常见的临床表现，主要发生于黄骨髓较多的长骨，如股骨、肱骨等。

目前，关于减压病导致股骨头坏死的具体机制仍不甚明了。目前普遍认为减压导致的气泡形成，进而引起的微栓塞是减压病相关股骨头坏死最主要的发病原因。有报道显示，在潜水作业人群中，纤溶酶原激活物抑制剂 -1（plasminogen activator inhibitor-1，PAI-1）水平是股骨头坏死的独立预测因素，提示在该类人群中股骨头坏死的发生可能与凝血功能的异常有一定关系。此外，对于潜水作业人员，作业次数多少及作业环境压强大小与股骨头坏死的发生率直接相关，下潜深度大于 30 米的作业人员与下潜深度较浅的人相比，股骨头坏死发病率明显较高。

参考文献

1.Woo MS，Kang JS，Moon KH. Outcome of total hip arthroplasty for avascular necrosis of the femoral head in systemic lupus erythematosus. J Arthroplasty，2014，29（12）：2267-2270.

2.Azam MQ，Sadat-Ali M. Quality of Life in Sickle Cell Patients After Cementless Total Hip Arthroplasty. J Arthroplasty，2016，31（11）：2536-2541.

（董玉雷　整理）

股骨头坏死的诊断

股骨头坏死（osteonecrosis of the femoral head，ONFH）是骨坏死当中最常见的一种。根据美国骨科医师协会（American Academy of Orthopaedic Surgeons，AAOS）的标准，股骨头坏死定义为：由于股骨头血供中断或受损引起骨细胞及骨髓成分死亡及随后的修复，继而致股骨头结构改变、股骨头塌陷、关节功能障碍的疾病。

股骨头坏死是治疗比较困难的一种骨关节疾病，发现越晚，治疗难度越大，患者所承受的痛苦也越大。因此，股骨头坏死的诊断是非常重要的，股骨头坏死患者一旦出现临床症状，病情将持续发展，产生股骨头塌陷，最终导致严重的疾病。

股骨头坏死的临床分期多采用国际骨微循环研究协会（ARCO）的分期系统，各期表现如下：

0 期：骨活检结果显示有缺血性坏死，其余检查正常。

Ⅰ 期：骨扫描和（或）磁共振阳性。

　　a. 磁共振股骨头病变范围 < 15%；

　　b. 磁共振股骨头病变范围 15% ～ 30%；

　　c. 磁共振股骨头病变范围 > 30%。

　　Ⅱ期：X 线检查异常（股骨头有斑点样变、囊性变、硬化、骨质疏松），X 线片与 CT 无股骨头塌陷征象，磁共振与骨扫描阳性，髋臼无变化。

　　a. 磁共振股骨头病变范围 < 15%；

　　b. 磁共振股骨头病变范围 15% ～ 30%；

　　c. 磁共振股骨头病变范围 > 30%。

　　Ⅲ期：X 线片上出现新月征。

　　a. 新月征长度 < 15% 关节面长度或塌陷 < 2mm；

　　b. 新月征长度占关节面长度 15% ～ 30% 或塌陷 2 ～ 4mm；

　　c. 新月征长度 > 30% 关节面长度或塌陷 > 4mm。

　　Ⅳ期：X 线片见关节面扁平、关节间隙狭窄、髋臼硬化、囊性变、囊肿边缘骨赘形成。

22. 目前常用股骨头坏死的检查方法及各自特点

　　（1）X 线：X 线检查作为骨科最基本的检查手段，在股骨头坏死的诊断中能较好地显示病灶，但不能发现早期病灶，只有在中晚期出现"新月征"及束状透光区和硬化带，方能显示。早期，股骨头外形和关节间隙正常，股骨头内出现散在硬化区，少数伴囊性边缘硬化透光区。早期股骨头坏死往往会出现关节积液，由于血管阻塞和水肿从而引起患者有疼痛感。中期，股骨头塌陷，关节间隙无变窄。晚期，股骨头塌陷加重，承重区关节间隙变窄，髋关节退行性变。

（2）CT：CT 检查对于股骨头坏死具有较高的临床诊断价值。曾有对比研究显示，CT 检查 ONFH 的检出率为 84.7%，证明 CT 检查对 ONFH 具有较高的检出率，但仍低于 MRI 的 97.2%。CT 检查的主要优势：①高分辨率的螺旋 CT 可以多层面地连续扫描，可对 ONFH 进行多层次观察；②股骨头内骨小梁增粗变形呈星芒状称"星征"，是特征性的 CT 表现，能准确地显示股骨头增生或破坏情况；③ CT 检查能很好地呈现股骨头内有无死骨形成、有无碎裂，并观察关节有无脱位及关节周围情况等。

（3）MRI：MRI 的敏感性远高于 X 线检查和骨扫描，所报道的敏感性高达 100%。特别重要的一点是，MRI 检查在病程早期即可发现病变，此时其他检查结果都为阴性。ONFH MRI 检查特征性表现：① T_1 加权像中，局灶性损伤界限清楚且病灶具有异质性。最早的表现是单一密度线（低信号），为正常骨和缺血骨的分界线。②另一高信号带见于 T_2 加权像，代表多血管性肉芽组织；这是具有该疾病特异性和诊断意义的"双线征"（图 1）。

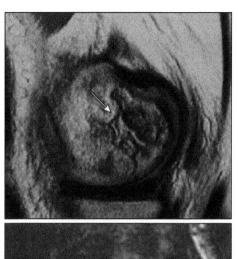

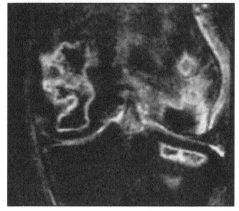

图 1　ONFH MRI 检查特征性表现

　　MRI 已在很大程度上取代了骨髓压力测定、静脉造影及骨活检而作为早期骨质坏死的诊断方法。但必须谨慎解读 MRI 的结果，尤其是对于没有症状的患者。例如，一项研究评估了 23 例接受皮质类固醇治疗的 SLE 患者，这些患者不存在髋部疼痛，且髋部 X 线检查结果也为阴性。3 年期间，初始 MRI 检查异常的 8 例患者中仅有 2 例出现了可被常规髋部 X 线摄影检查到的损伤。因此，在没有症状的情况下，仅根据 MRI 异常结果进行手术可导致部分患者被过度治疗。所以，绝不能仅根据单一影像学研究的结果确定治疗方案。病变大小、病变部位、患者年龄、一般健康状况及症状（如果存在）也会影响治疗决策。

MRI估测的股骨头受累范围可能表明了随后发生塌陷的可能性。例如，一项研究纳入了37例存在早期骨质坏死的髋关节，其中受累骨骼围成的总角度（在矢状位和冠状位从股骨头中心附近处测量）与随后发生的软骨下塌陷相关。在5年随访期中，总角度≤190°的髋部均未出现塌陷。相反，总角度≥240°的髋部均发生了塌陷。

（4）放射性核素扫描：锝-99m（^{99m}Tc）骨扫描已被用于X线摄影结果阴性、存在单侧症状及无危险因素的疑似骨质坏死患者。死骨及反应骨交界处骨代谢增加使冷区周围的^{99m}Tc摄取增加，称为"炸面圈征"。然而，在48例肩部、髋部、膝部或踝部骨质坏死疑似患者中，诊断经组织学确认的骨质坏死时，骨扫描的敏感性低于MRI（56% *vs.* 100%）。骨扫描准确诊断早期病变患者的敏感性最低。因此，如果骨扫描诊断或筛查骨质坏死，需慎重判断结果，应结合临床和影像学检查综合判断。

23. 磁共振检查在股骨头坏死诊断中的敏感性最高

曾有临床研究分析了X线、CT及MRI检查在124例股骨头坏死患者中的诊疗情况。其中X线的检查应用率最高，为91.93%，CT为64.51%，MRI为61.29%。而磁共振检查股骨头坏死的诊断检出率（70 例，92.10%）显著优越于 X 线检查（49 例，42.98%）和 CT 检查（44 例，55.00%），差异具有统计学意义（均 $P < 0.05$）。这是因为在进行股骨头坏死磁共振骨坏死 MRI 扫描检查时，具有特定的表现，比如"滴水征""线样征"等，可确立骨坏死的诊断。在修复过程继续进行时，在硬化边缘的内侧形成纤维肉芽组织带，在 T_2 加权相上表现为高信号，此"双线征"为 MRI 骨坏死的特征性表现。

所以磁共振在股骨头坏死的临床诊断中具有重要的价值和意义，能够显著提高患者的诊断敏感性，是目前所有影像学手段中敏感性最高的方法。

近期有学者将 DWI 序列应用于股骨头缺血坏死的研究中。研究者认为表观弥散系数（ADC 值）的变化早于 MR 的常规序列，也就是说 DWI 序列在股骨头缺血坏死中的检出比 MR 常规序列敏感，ADC 值的变化早于 MR 的常规序列上信号的变化。李小明等对猪的单侧股骨头动脉血管进行人工结扎，分别对术前及术后 3 小时、72 小时、1 周、3 周、6 周的双侧髋关节进行 DWI 序列扫描，通过测量双侧骨骺的 ADC 值的变化发现：结扎 3 小时后，局部缺血侧髋关节的 ADC 值明显低于对侧，结扎 72 小时后，局部缺血侧髋关节的 ADC 值明显高于对侧，并且这一现象一直持续到术后 6 周。由此得出结论：在股骨头的缺血及坏死中，ADC 值可以用来作为一个指标，在急性坏死后，ADC 值的变化也许可以反映缺血坏死的发展过程。

（朱　威　整理）

超早期的标志物或者检查手段有待进一步的研发

24. 放射性核素检查是早期诊断股骨头坏死的重要手段

（1）全身骨显像在股骨头坏死诊断中的应用越来越广泛：骨扫描（发射性核素骨显像，radionuclide bone imaging）是一种全身性骨骼的核医学影像检查。检查前先要注射放射性药物（骨显像剂），等骨骼充分吸收，再用探测放射性的显像仪器探测全身骨骼放射性分布情况。若某处骨骼对放射性的吸收异常增加或减退，即有放射性异常浓聚或稀疏现象，正是骨代谢异常的反映。

骨扫描主要分为骨静态显像、骨动态显像、骨断层显像三种，在骨科应用较广的主要是骨动态显像（bone dynamic imaging），又被称为三时相骨显像（three-phase bone scan），可以获取"血流相""血池相"和"延迟相"三个时相的数据。在疾病早期，因股骨头局部血供减少或完全中断，三个时相均表现为局部放射性减低、周围无浓聚反应；在疾病中、后期，在股骨头放射性稀疏缺损区的周边可表现为放射性浓聚（成骨反应）。

早在 1997 年，Alavi 等就首次报道了使用 ^{99m}Tc 行骨扫描诊断股骨头坏死，并得出骨扫描比 X 线发现病灶要早 2～5 个月的结论。当我们怀疑患者是股骨头坏死，但髋关节 X 线以及 MRI 检查又没有明确的证据时，可以行全身骨显像以帮助明确诊断。

核素骨扫描对于诊断早期股骨头坏死的敏感性很高，但是需要与其他髋关节疾病相鉴别，可用于筛查病变及寻找多部位坏死灶。目前国际上使用较多的三种股骨头坏死的分期方法（Ficat 分期、Steinberg 分期与 ARCO 分期）中，均将骨扫描与髋关节 MRI 并行排列，以用于对股骨头坏死的分期，可见其对股骨头坏死早期诊断的重要性。随着核医学科的发展，在我国能够开展核素骨显像的医院越来越多，这就使得基层医院对股骨头坏死的早期诊断成为可能，并且应用越来越广泛。

（2）SPECT-CT、PET-CT 在股骨头坏死诊断中的应用有待继续研究：光子发射计算机断层成像术（single-photon emission computed tomography，SPECT）和正电子发射计算机断层显像（positron emission tomography，PET）统称为发射型计算机断层成像术（emission computed tomography，ECT），两者是反映病变的基因、分子、代谢及功能状态的显像设备。其利用单电子 /

正电子核素标记的人体代谢物作为显像剂，通过病灶对显像剂的摄取来反映其代谢变化，从而为临床提供疾病的生物代谢信息。电子计算机断层扫描（computed tomography，CT）是大家所熟悉的 X 线断层显像技术，可以清楚地获得病变的解剖结构信息。SPECT-CT 和 PET-CT 是分别将 SPECT 和 PET 与 CT 整合组成的完整的显像系统，患者在检查时可以同时获得功能代谢图像和解剖图像，两种图像优势互补，可以同时获取生物代谢信息和精准的解剖定位信息。

相对于 PET-CT，SPECT-CT 存在着灵敏度低、衰减及散射影响大和重建图像的空间分辨率低等缺陷。而 PET-CT 使用的显像剂是 F18-FDG，其可以同时发射两个背向光子，对于病灶的定位会更加精准。所以，PET-CT 已经成为目前人类最先进的医学影像设备之一，应用也较 SPECT-CT 更为广泛。

PET-CT 目前主要应用于全身各系统肿瘤的诊断及评估，对于股骨头坏死诊断应用的研究也越来越多。Gayana 等对比了 PET-CT 和 MRI 在股骨头坏死诊断中的作用。试验共入组了 51 例临床高度可疑的股骨头坏死患者，所有患者均进行了以 F18-FDG 为显像剂的 PET-CT 和 MRI 两项检查，最终通过病理或者影像学随访确定诊断。结果显示，MRI 的敏感性、特异性和精确度分别为 96.5%、100% 和 98.03%，而 PET-CT 的以上三个指标均为 100%。而且，通过 Motomura 等的研究，PET-CT 还可以用来鉴别股骨头坏死和股骨头软骨下应力性骨折。

　　PET-CT 不仅可以用来对股骨头坏死进行诊断，还可以对存在股骨头坏死高危风险的患者进行是否发病的预测。Yuan 等设计了一个前瞻性试验：对 120 例单侧股骨颈骨折患者行内固定术前行 SPECT-CT 检查，对骨折进行 Garden 分型，计算患侧股骨头与健侧股骨头放射性核素（^{99m}Tc）的吸收率的比值（F/N ratios），来评估患侧股骨头的血供情况。在经过最短 2 年的随访后，对所有患者行髋关节 MRI 检查以判断是否发生股骨头坏死。最后 114 例患者完成随访，Garden Ⅰ、Garden Ⅱ、Garden Ⅲ 和 Garden Ⅳ 型的股骨颈骨折 F/N ratios 分别为 2.6、1.8、0.8 和 0.6。其中，Garden Ⅱ、Garden Ⅲ 和 Garden Ⅳ 型患者股骨头坏死的发生率分别为 7.4%（2/27）、23.5%（8/34）、33.3%（9/27）。通过接受者操作特性曲线（receiver operating characteristic curve，简称 ROC 曲线）分析，F/N ratios 表现出了 97% 的敏感性，79% 的特异性，95% 的阳性预测值和 19% 的阴性预测值。Kubota 等对确诊股骨头坏死的患者行 PET-CT 检查发现，通过定量评估显像剂的最大标准摄取值 [maximum standardized uptake value，SUV（max）]，可以用来预期股骨头坏死患者是否发生股骨头塌陷。当 SUV（max）达到 6.45 时，其敏感性和特异性分别可达 80% 和 92%。

　　PET-CT 是目前最先进的影像学诊疗技术之一，对股骨头坏死的诊断以及预测作用可能优于 MRI。但是由于 MRI 对于早期股骨头坏死的诊断敏感性高，且 PET-CT 价格偏高，大部分患者无法接受，所以目前对于股骨头坏死的诊断手段中，MRI 应用最为广泛。PET-CT 在股骨头坏死诊断中的优势有待于继续研究。

25. 基因组学可为股骨头坏死提供新的诊断、治疗方法

基因组学（genomics）是研究生物基因组的组成，包括组内各基因的精确结构、相互关系及表达调控的科学。基因组学、转录组学、蛋白质组学与代谢组学等一同构成系统生物学的组学（omics）生物技术基础。基因组学包括以全基因组测序为目标的结构基因组学（structural genomics）和以基因功能鉴定为目标的功能基因组学（functional genomics）。基因组学出现于 20 世纪 80 年代，在 90 年代，随着几个物种基因组计划的启动，基因组学取得了突飞猛进的发展。2001 年，人类基因组计划公布了人类基因组草图，是人类基因组研究的里程碑。随着研究的深入，基因组学已经能为越来越多的疾病提供新的诊断、治疗方法，股骨头坏死就是其中之一。

股骨头坏死的发病机制尚不十分清楚，当前研究发现可以引起股骨头坏死的原因主要包括创伤、过量饮酒、大剂量的激素应用，其他的因素还包括血红蛋白病、高脂血症等。对于股骨头坏死发病机制的研究中，目前提出的假说主要包括凝血机制改变学说、脂质代谢紊乱学说、细胞凋亡学说等。目前诊断股骨头坏死的基因组学研究也主要集中在与以上机制有关的基因上。

一氧化氮（nitric oxide，NO）不仅仅是动物体内生物反应的有效调节剂，也是体内各种生理反应的重要信使，比如血管生成、血栓形成、骨转换等。所以，当体内调节 NO 代谢的基因出现异常时，会导致体内一系列代谢过程的紊乱，所以其可能与股骨头坏死的发病有关。一氧化氮主要由体内的一氧化氮合酶（nitric oxide synthase，NOS）合成，而在成年人的骨组织中又以内皮型一氧化氮合酶（endothelial nitric oxide synthase，eNOS）居多。Gagala 等对波兰人的研究表明，eNOS 基因内含子 4（endothelial nitric oxide synthase gene intron 4，*eNOS4*）的多态性与特发性和继发性股骨头坏死的发病都有关。在该病例对照研究中，*eNOS4* 中的 4a 等位基因在特发性股骨头坏死和继发性股骨头坏死的患者中出现的频率都高于健康对照组，4a/b 基因型的频率也明显高于对照组，差异具有统计学意义。Zheng 等的研究也表明了相同的结果，同时还发现了股骨头坏死患者中该基因外显子 7 中的 G/T 基因型的频率也明显高于对照组。Kim 等也对韩国人中 NOS 基因多态性和股骨头坏死的关系进行了研究。他们选取了健康人群为对照组，仅患有 SLE 的患者以及同时患有 SLE 和股骨头坏死的患者为试验组。结果发现，对照组和 SLE 患者的基因型无明显差异。而通过对同时患有 SLE 和股骨头坏死的患者分别与健康对照组以及 SLE 患者组的基因型比较发现，在 *eNOS3* 基因中，外显子 6 中的（Asp258Asp）片段和外显子 7 中的（Glu298Asp）片段的单核苷酸多态性与 SLE 患者股骨头坏死发生率明显相关。

载脂蛋白（apolipoprotein，Apo）是构成血浆脂蛋白的重要组分，它们的基本功能是运载脂类物质及稳定脂蛋白的结构，是参与体内脂质代谢的重要物质。先前的研究表明，载脂蛋白A1（ApoA1）和载脂蛋白 B（ApoB）基因的多态性与脂质代谢紊乱有关。Wang 等对 *ApoA1* 和 *ApoB* 的基因多态性与酒精性股骨头坏死之间的关系进行了研究。结果表明，*ApoB* 基因中的 rs1042034、rs676210 和 rs673548 片段可以降低酒精性股骨头坏死的发病风险；而 *ApoA1* 基因中的 rs632153 片段可以增加酒精性股骨头坏死的发病风险。Cui 等也进行了相似的研究，结果显示载脂蛋白 A5（ApoA5）基因的多态性与汉族人股骨头坏死的易感性有关。Wang 等的研究发现，在汉族人中，与脂代谢相关的双氧磷酶基因（paraoxonase-1，PON-1）的单核苷酸多态性与激素性股骨头坏死的发病风险有关。

纤维蛋白溶酶原激活物（plasminogen activator）简称纤溶酶原激活物，可以将纤溶蛋白酶原转化为纤溶蛋白酶，从而促进纤维蛋白溶解。纤溶酶原激活物抑制剂 -1（plasminogen activator inhibitor-1，PAI-1）可以抑制纤溶酶原激活物的活性，从而抑制纤维蛋白溶解，增加血栓风险。Zhang 等通过病例对照研究发现，PAI-1 基因中 rs2227631 片段的单核苷酸多态性与激素性股骨头坏死的发病率有关，在共显性模型中 $P=0.04$，在隐性模型中 $P=0.02$。

中国医学临床百家

　　激素的使用是股骨头坏死的高危因素之一，但是在相同或者相似的激素应用的条件下，有的人会发展成为股骨头坏死，而有的人并不会发病，这是一个值得深思的现象。这种现象可能提示每个人对激素的敏感性不同，这种不同是否与基因的多态性有关呢？P 型糖蛋白（P-glycoprotein）是亲脂性药物（包括糖皮质激素）泵出细胞的通道，它的作用是使细胞内的药物浓度降低，进而降低药物的细胞毒性。而编码 P 型糖蛋白的基因是一个叫作多耐药转运体 -1（multidrug-resistant transporter 1，MDR1）的管家基因（*MDR1* 又称为 *ABCB1*）。Xue 等通过对中国人该基因三个片段的单核苷酸多态性的分析发现，激素性股骨头坏死患者与激素抵抗的患者（使用激素但未发生坏死）或健康对照组（未使用激素）中 C3435T 片段的基因型差异具有统计学意义，而由 C3435T、C1236T 和 C2677T 组成的单体型也与激素性股骨头坏死的发病明显相关。Zhang 等的病例对照研究发现，*ABCB1* 基因中 C3435T 的多态性与非创伤性股骨头坏死有关，试验发现病例组中该基因型的出现频率（17.7%）远远低于对照组（23.3%），差异具有统计学意义。

　　有的学者对近年来关于股骨头坏死基因组学研究的文章进行了汇总分析。Zhou 等的 Meta 分析对 *VEGF*、*eNOS* 和 *ABCB1* 基因多态性与股骨头坏死发病风险之间的关系进行了研究。结果发现，以上 3 种基因的多态性均与股骨头坏死的发病有关。由此可见，股骨头坏死的发病机制涉及多种基因的多态性，可能与脂质代谢、凝血功能等多种机制异常有关。基因组学虽然启动时间较短，但已经取得了巨大的成就，相信在不久的将来，人类基因组学研究会越来越深入，在人类疾病的预测、诊断、治疗中发挥重要的作用。

26. 随着蛋白质组学的发展，目前已经发现了越来越多股骨头坏死相关的分子标志物

蛋白质组学（proteomics）是以蛋白质组为研究对象，系统研究细胞、组织、器官乃至整个有机体的蛋白质表达、组成及活动规律（包括蛋白质表达水平、翻译后修饰、蛋白质间的相互作用等）的新兴分子生物学技术，为多种疾病发病机制、早期诊断及治疗提供了新的途径。通过对正常个体及病理个体间的蛋白质组比较分析，我们可以找到某些"疾病特异性的蛋白质分子"，它们可成为新药物设计的分子靶点，或者也会为疾病的早期诊断提供分子标志。

随着蛋白质组学的发展，人类已经发现了越来越多股骨头坏死相关的分子标志物。Zhang 等对比了非创伤性股骨头坏死患者与健康对照组的 B 细胞亚群分类以及血清中相关细胞因子浓度的差异，发现激素性股骨头坏死患者血清中 IL-17A 和 IFN-γ 以及酒精性股骨头坏死患者血清中的 TNF-α 均明显高于健康对照组；Soyfoo 等的临床研究发现，非创伤性股骨头坏死患者血液中冷纤维蛋白原（cryofibrinogen）含量明显高于非股骨头坏死的健

康对照组，由多因素导致的股骨头坏死患者的冷纤维蛋白原含量明显高于由单因素或者双因素导致的股骨头坏死患者，差异均具有统计学意义。

Chen 等为了寻找激素性股骨头坏死患者血清中潜在的生物标志物，通过等电点聚焦、双向电泳、Western blot 分析、ELISA 等多种蛋白质组学的方法对比分析了激素性股骨头坏死和正常人血清中差异性表达的蛋白。最终发现了四种差异表达的蛋白：C3、C4、inter-alpha-trypsin inhibitor heavy chain H4（ITIH4）、α-2-macroglobulin（α2MG）。在激素性股骨头坏死患者的血清中，这 4 种蛋白的含量明显低于健康对照组，而这 4 种蛋白质正是参与体内血管内凝血、细胞凋亡、活性氧失衡等生理过程的重要组分。通过这个结果我们可以推断，激素性股骨头坏死是由以上多种病理反应所共同导致的，而这些差异表达的蛋白可以作为诊断激素性股骨头坏死潜在的生物标志物。

27. 寻找股骨头坏死的特异性标志物仍然是困扰医学界的一大难题，仍待进一步研究

除了以上提到的基因组学、蛋白质组学，国内外学者还对其他股骨头坏死的标志物进行了深入的研究，如转录组学、代谢组学等。比如，在转录组学的研究中，已经在股骨头坏死患者血清中找到了大量的表达上调和下调的 miRNA。Liu 等对股骨头坏死患者以及健康对照血清中代谢标志物进行了分析，发现了 123 种

特异的与脂类、谷胱甘肽、核苷酸以及能量代谢相关通路有关的代谢标志物，这些标志物的上调或者下调可能与股骨头坏死导致的炎症反应、氧化应激以及能量缺乏有关；Zhu 等通过对比激素性股骨头坏死患者和健康对照组之间的血浆外泌体水平，发现股骨头坏死患者血浆外泌体水平明显低于健康对照组。

目前，标志物检查已成为检验学中不可或缺的一部分，在疾病的早期发现和临床随访中发挥重要的作用。但是寻找股骨头坏死的特异性标志物仍然是困扰医学界的一大难题。虽然现在的研究已经找到大量的股骨头坏死特异性标志物，但是仍没有找到特异性很高的、对诊断股骨头坏死具有决定性作用的某一个或某一类标志物。所以超早期诊断股骨头坏死的标志物仍待进一步研究。

参考文献

1.Pierce TP, Jauregui JJ, Cherian JJ, et al. Imaging evaluation of patients with osteonecrosis of the femoral head. Curr Rev Musculoskelet Med，2015，8（3）：221-227.

2.Lai G, Mahadevan A, Hackney D, et al. Diagnostic Accuracy of PET, SPECT, and Arterial Spin-Labeling in Differentiating Tumor Recurrence from Necrosis in Cerebral Metastasis after Stereotactic Radiosurgery. AJNR Am J Neuroradiol，2015，36（12）：2250-2255.

3.Gayana S, Bhattacharya A, Sen RK, et al. F-18 fluoride positron emission tomography/computed tomography in the diagnosis of avascular necrosis of the femoral head：Comparison with magnetic resonance imaging. Indian J Nucl Med, 2016, 31（1）：3-8.

4.Motomura G，Yamamoto T，Karasuyama K，et al. Bone SPECT/CT of Femoral Head Subchondral Insufficiency Fracture. Clin Nucl Med，2015，40（9）：752-754.

5.Yuan HF，Shen F，Zhang J，et al. Predictive value of single photon emission computerized tomography and computerized tomography in osteonecrosis after femoral neck fracture：a prospective study. Int Orthop，2015，39（7）：1417-1422.

6.Kubota S，Inaba Y，Kobayashi N，et al. Prediction of femoral head collapse in osteonecrosis using 18F-fluoride positron emission tomography. Nucl Med Commun，2015，36（6）：596-603.

7.Lenardo MJ. Clinical Genomics - Molecular Pathogenesis Revealed. N Engl J Med，2016，375（22）：2117-2119.

8.Arbab D，König DP. Atraumatic Femoral Head Necrosis in Adults. Dtsch Arztebl Int，2016，113（3）：31-38.

9.Gagala J，Buraczynska M，Mazurkiewicz T，et al. Endothelial nitric oxide synthase gene intron 4 polymorphism in non-traumatic osteonecrosis of the femoral head. Int Orthop，2013，37（7）：1381-1385.

10.Zheng L，Wang W，Ni J，et al. The association of eNOS gene polymorphism with avascular necrosis of femoral head. PLoS One，2014，9（2）：e87583.

11.Kim HS，Bae SC，Kim TH，et al. Endothelial nitric oxide synthase gene polymorphisms and the risk of osteonecrosis of the femoral head in systemic lupus erythematosus. Int Orthop，2013，37（11）：2289-2296.

12.Wang Y，Cao Y，Li Y，et al. Genetic association of the ApoB and ApoA1 gene polymorphisms with the risk for alcohol-induced osteonecrosis of femoral head. Int J Clin

中国医学临床百家

Exp Pathol, 2015, 8 (9)：11332-11339.

13.Cui Y, Kaisaierjiang A, Cao P, et al. Association of apolipoprotein A5 genetic polymorphisms with steroid-induced osteonecrosis of femoral head in a Chinese Han population. Diagn Pathol, 2014, 9：229.

14.Wang Z, Zhang Y, Kong X, et al. Association of a polymorphism in PON-1 gene with steroid-induced osteonecrosis of femoral head in Chinese Han population. Diagn Pathol, 2013, 8：186.

15.Zhang Y, Wang R, Li S, et al. Genetic polymorphisms in plasminogen activator inhibitor-1 predict susceptibility to steroid-induced osteonecrosis of the femoral head in Chinese population. Diagn Pathol, 2013, 8：169.

16.Xue Y, Zhao ZQ, Hong D, et al. MDR1 gene polymorphisms are associated with glucocorticoid-induced avascular necrosis of the femoral head in a Chinese population. Genet Test Mol Biomarkers, 2014, 18 (3)：196-201.

17.Zhang Z, Li Y, Liu H, et al. ABCB1 polymorphisms associated with osteonecrosis of the femeral head. Int J Clin Exp Pathol, 2015, 8 (11)：15240-15244.

18.Zhou ZC, Gu SZ, Wu J, et al. VEGF, eNOS, and ABCB1 genetic polymorphisms may increase the risk of osteonecrosis of the femoral head. Genet Mol Res, 2015, 14 (4)：13688-13698.

19.Wiktorowicz JE, Brasier AR. Introduction to Clinical Proteomics. Adv Exp Med Biol, 2016, 919：435-441.

20.Zhang H, Xiao F, Liu Y, et al. A higher frequency of peripheral blood activated B cells in patients with non-traumatic osteonecrosis of the femoral head. Int

Immunopharmacol, 2014, 20 (1): 95-100.

21.Soyfoo MS, Watik A, Stordeur P, et al. Cryofibrinogen levels are increased in non-traumatic osteonecrosis: a new pathogenic clue to osteonecrosis? Rheumatology (Oxford), 2013, 52 (9): 1694-1700.

22.Chen Y, Zeng C, Zeng H, et al. Comparative serum proteome expression of the steroid-induced femoral head osteonecrosis in adults. Exp Ther Med, 2015, 9 (1): 77-83.

23.Yuan HF, Von Roemeling C, Gao HD, et al. Analysis of altered microRNA expression profile in the reparative interface of the femoral head with osteonecrosis. Exp Mol Pathol, 2015, 98 (2): 158-163.

24.Wei B, Wei W. Identification of aberrantly expressed of serum microRNAs in patients with hormone-induced non-traumatic osteonecrosis of the femoral head. Biomed Pharmacother, 2015, 75: 191-195.

25. Wu X, Zhang Y, Guo X, et al. Identification of differentially expressed microRNAs involved in non-traumatic osteonecrosis through microRNA expression profiling. Gene, 2015, 565 (1): 22-29.

26. Liu X, Li Q, Sheng J, et al. Unique plasma metabolomic signature of osteonecrosis of the femoral head. J Orthop Res, 2016, 34 (7): 1158-1167.

27. Zhu HY, Gao YC, Wang Y, et al. Circulating exosome levels in the diagnosis of steroid-induced osteonecrosis of the femoral head. Bone Joint Res, 2016, 5 (6): 276-279.

（朱　威　整理）

股骨头坏死的鉴别诊断

股骨头坏死（ONFH）是骨科常见的导致髋关节疼痛和功能障碍的疾病。常由于没有及时发现和治疗而导致疾病进展，患者股骨头塌陷，引发髋关节骨关节炎，关节功能丧失致残。因此早期诊断和早期治疗是确保疗效的前提和基础。目前我国 ONFH 的误诊率高。临床上很多髋关节疼痛，股骨头有结构性变化的病例被诊断为"股骨头坏死"。这种诊断的泛化，直接影响髋关节疾病的诊治。

本文主要讨论一些容易被误诊为股骨头坏死的髋部或非髋部疾病，着重在临床表现、影像学差异等方面辨析与股骨头坏死表现的异同。

28. 易被误诊为股骨头坏死的影像学变异

（1）股骨颈疝窝：股骨颈疝窝是发生于股骨颈部位的良性病变，最早由 Pitt 在 1982 年报道。近年来国内外学者多认为股骨颈疝窝为髋关节撞击综合征的特殊表现征象之一。由于人体站立或行走时髋前关节囊、髂股韧带及髂腰肌（腱）等结构处于不断的紧张和松弛交替状态，髋前部的这些结构尤其是股骨颈轮匝韧带前部环绕区和相邻的股骨头基底部和股骨颈近段前外侧间存在长期的机械性压迫和相互磨擦，通过骨皮质疝入松质骨内而形成的窝状骨质缺损，病灶由骨胶原组织、新生软骨和反应性新骨组成，其内有液体存在。CT 显示病灶多位于股骨头颈交界区前外侧皮质下，多呈圆形、卵圆形，少数呈分叶状，绝大多数病灶最大径 <1cm，病灶周围有不同程度的环状硬化。病灶周围的硬化是因为灶周松质骨因慢性刺激发生的反应性成骨，根据反应性成骨的时间长短不同，硬化环呈现不同的厚度。疝窝内密度呈多样化改变，大多数为软组织密度，少部分病灶呈液性及脂肪密度。股骨颈疝窝大多发生在单侧，也可以发生在双侧。多数患者无明显症状，常于行 MRI 检查时偶然发现。其典型的 MRI 表现为 T1WI 上股骨头颈交界处的圆形低信号（<5mm），T2WI 为高信号。多数患者无需治疗。

（2）骨岛：骨岛为松质骨内的致密骨。X 线片及 CT 显示为高密度影，MRI 各序列影像均呈低信号，易于鉴别。

（3）圆韧带中心化：圆韧带中心化在矢状位 MRI 常显示为股骨头关节面有较大缺损区，呈圆形，此处为圆韧带附着区，有部分中心化的圆韧带附着，类似于 ONFH 塌陷。而冠状位及水平位 MRI 上无此改变，较易鉴别。

29. 因 MRI 影像学改变相似而易被误诊为股骨头坏死的髋部疾病

（1）特发性短暂性骨质疏松症：特发性短暂性骨质疏松症（idiopathic transient osteoporosis of the hip， ITOH）是自限性疾病，多发生于中青年患者，男女发病机会均等，多为单侧髋关节发病。典型表现为无明显诱因出现单侧髋关节突发疼痛、跛行，关节活动度下降。与 ONFH 相似之处在于 MRI 可见 T1WI 表现为弥散的低信号，T2WI 则为高信号影，股骨头、颈区域全部受累，甚至可扩展至大转子区域。其与 ONFH 的不同之处在于，ITOH 患者 MRI 中无低信号带和双线征，X 线片可见转子间区域骨量减少。非手术治疗 4 ~ 12 个月后即可痊愈，之后 MRI 图像恢复正常。

（2）软骨下不全骨折：软骨下不全骨折（subchondral insufficiency fracture， SIF）多见于中老年患者，女性多于男性，常伴有股骨头内骨质疏松。典型临床表现为行走时无明显诱因出现髋部突发疼痛，不敢负重行走。查体可见患侧髋关节内旋活动受限，部分患者可有屈曲活动受限。MRI 可见股骨头外上部（前或后）软骨下不全骨折，T1WI 为片状低信号，T2WI 为高信号。抑脂像可见病灶周围有骨髓水肿的高信号围绕。CT 可见对应改变区域骨小梁稀疏或断裂。

（3）骨软骨病变：骨软骨病变（osteochondral lesion，OCL）多见于青少年，无性别特异性。髋部多有反复撞击或轻、中度外伤史，无激素使用、酗酒等易致 ONFH 的诱因。临床表现为髋部中度疼痛，内旋活动受限。少数患者因骨软骨碎片致关节面剥脱而形成关节内游离体，导致髋关节绞锁。与 ONFH 的不同之处在于，CT 可见股骨头软骨下骨硬化，有时可见骨软骨碎片，MRI 显示病灶位于股骨头前部或中部关节面以下，T1WI 呈低信号，T2WI 呈高或中信号。

（4）色素沉着绒毛结节性滑膜炎：色素沉着绒毛结节性滑膜炎（pigmented villonodularsynovitis， PVNS）多为单侧髋关节受累，髋部轻 - 中度疼痛，患侧髋关节功能障碍明显，青少年多见。X 线可见病变累及股骨头、股骨颈和髋臼的皮质骨，出现囊性变，关节间隙变窄（图 2）；MRI 可见滑膜病变广泛，股骨头 - 颈区及髋臼受累，T1WI、T2WI 均显示为弥散性低信号（图 3），CT 可见股骨头 - 颈区与髋臼皮质骨均被侵蚀。早期常被误诊为 ONFH，但 ONFH 早期并不会出现关节间隙狭窄，由此可鉴别。

（5）软骨母细胞瘤：软骨母细胞瘤（chondroblastoma，CHBL）通常发生于 10 ～ 20 岁的儿童或青少年，男性多发，男女比例约 2 ～ 3 ：1。好发于长骨的骨骺和骨突，如股骨头、股骨髁及胫骨近端，位于骨骺内，不穿透骨骺板，多为单侧发病。早期无症状或仅有轻度不适，但如果病灶穿透关节面则出现关节疼痛加重，导致关节活动障碍。

MRI 表现为 T1WI 边界清晰的低或中信号，T2WI 呈片状高信号，CT 呈分界清晰的不规则溶骨破坏，为此病的特征性影像，可与 ONFH 鉴别。

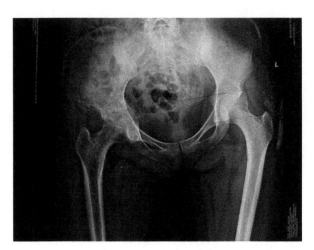

图2　X线示右髋关节间隙明显狭窄，骨质疏松

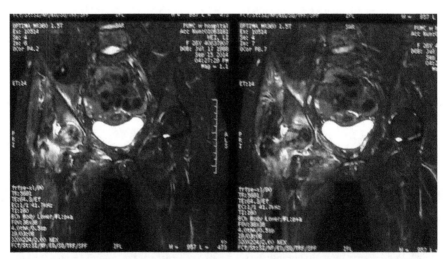

图3　MRI可见T2相上病变范围广，股骨头、头颈结合区及髋臼侧均有高信号弥散影

（6）股骨-髋臼撞击综合征：股骨-髋臼撞击综合征（femoroacetabular impingement，FAI）多见于中青年，是导致中青年髋关节骨关节炎的主要原因。由于股骨颈和髋臼形态异常，导致髋关节功能失调。解剖学病因可能为头颈偏移率减小（凸轮

撞击）或髋臼过度覆盖（卡钳撞击）改变了盂唇与骨之间的负荷特性，导致盂唇撕裂及软骨剥脱。

患者常主诉髋部-腹股沟区疼痛，标志性主诉为运动、上楼、久坐或久坐后站起时出现腹股沟区疼痛。疼痛为间断性中度 - 重度疼痛，对体育活动需求高的患者主诉常更为严重。查体可见髋关节内收时内旋活动受限，极度内旋时髋关节疼痛，撞击试验（髋内收，屈髋时被动内旋）可引出腹股沟区疼痛。

早期影像学无明显异常。MRI 能够发现盂唇损伤，但显示软骨损伤的可信度略低。病程长的患者，可有轻-中度骨关节炎表现，关节间隙狭窄，骨质硬化等。对于长期保守治疗无效的患者，可考虑采用髋关节镜手术治疗。

（7）股骨头挫伤：股骨头挫伤多见于青中年，疼痛程度重，继发于外伤。股骨头挫伤为髋部扭伤或撞击伤后出现髋部疼痛，同时出现关节活动受限及跛行。

影像学表现：X 线可无明显异常，MRI 显示为股骨头内部 T1WI 内片状低信号，T2WI 片状高信号，可伴有关节内积液。

（8）股骨头结核：股骨头结核一般与髋关节结核共同存在，是一种慢性炎症疾病。继发于肺结核、胸膜结核或其他脏器结核。多发生于 10 岁以下儿童，男性发病率约为女性的 2.5 倍。病灶可为原发于滑膜的结核性滑膜炎或为继发于骨病灶的骨型关节结核，后者多见于年幼者。骨性病灶可由股骨头侧或由髋臼侧开始，骨性病灶以发生髋臼者最多见，其次好发在股骨头及股骨颈。如能看到关节上、下面存在着对称的病灶，则常表示原发于滑膜。

多见于10岁以下小儿，早期显示关节积液征。随着病变进展，可出现普遍骨质疏松及髋臼、股骨头或颈部骨破坏。破坏严重者可合并病理性脱臼，不常见死骨或骨硬化。

X线表现：①早期关节周围软组织肿胀及密度增高；②股骨头向侧方轻度移位，关节间隙增宽，骨骺过大或过早出现；③股骨头、髋臼或股骨颈骨质破坏；④大量骨质破坏，关节失去正常结构且合并向后上方的完全性或部分病理性脱臼；⑤可合并脓肿及窦道形成，多为单侧发病；⑥股骨头移位致关节间隙失去正常形态，关节间隙不同程度变窄。

CT表现：首先是关节积液及关节骨膜增生肥厚和关节软骨破坏，随病变进展，可出现普遍骨质疏松及髋臼、股骨头或颈部破坏，不常见死骨或骨硬化。

与儿童股骨头无菌性坏死在早期鉴别有一定困难，需要结合病史及临床表现，仔细分析X线片及CT所见。

30. 易与股骨头坏死概念混淆的髋部疾病

（1）原发性髋关节炎：原发性髋关节炎患者X线片可见髋关节结构基本正常，股骨头外形基本正常，负重区关节间隙变窄并有软骨下骨硬化，关节边缘可有骨质增生。当股骨头软骨下骨出现囊性变时，易与ONFH混淆，但原发性髋关节炎的囊性变多为圆形，界限清晰，一般有明显的硬化带。

（2）髋关节发育不良继发骨关节炎：髋关节发育不良（developmental dysplasia of the hip，DDH）是一种常见的发育性髋关节病变。该病女性多见，多在 20 ~ 40 岁发病，双侧病变多见。根据髋臼发育不良的严重程度，临床症状首发时间有明显差异。起病隐匿，表现为髋部酸胀、隐痛，长距离行走或劳累后症状明显，休息后症状缓解。由于髋关节盂唇增厚或者关节不稳定，少部分患者有时可有髋关节绞锁症状。患者常在髋部疼痛数周或数月后才来就诊。病情进展缓慢，约 20 年以后才能进展为晚期骨关节炎。

由于髋臼包容性差，对股骨头的限制性低，故体格检查可见髋关节活动度较正常明显增大。X 线表现为髋臼发育浅，覆盖率低，CE 角 <20°，臼顶倾斜角 >10°。股骨头及髋臼可出现大小不等的囊性变（图 4）。MRI 表现为软骨下骨 T1WI 低信号。晚期表现为关节间隙明显狭窄，关节周围骨赘增生（图 5）。

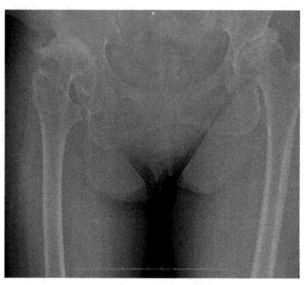

图 4　X 线可见双侧髋关节发育不良，右侧股骨头上移半脱位，左髋臼边缘骨赘形成

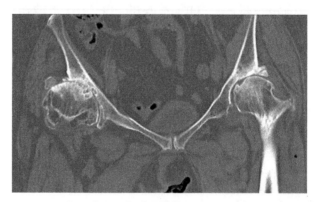

图 5　CT 可见同一患者双侧髋臼覆盖不足，左髋臼边缘骨赘形成

　　（3）扁平髋：扁平髋是指 Legg-Calve-Perthes 病修复后，髋关节形态学变化后的特征性改变。Legg-Calve-Perthes 病又名儿童原发性股骨头缺血坏死。发病年龄 2 ~ 12 岁，4 ~ 8 岁时最常见。男性发病多见，是女性患者的 4 倍左右，多为单侧发病。

　　由于儿童期骨坏死后的修复能力强，修复后表现为股骨头不同程度的扁平样改变，髋臼覆盖亦受到较大影响，但几乎不影响关节软骨，关节间隙变化不显著。患者成年后，由于股骨头的扁平样改变，造成髋关节负重应力变化，最终导致髋关节骨关节炎。但股骨头内骨小梁结构正常，不存在 ONFH 的病理改变。

　　典型 X 线表现为股骨头不同程度的扁平畸形，股骨头下缘出现"绳襻征"，股骨颈很短，大转子高位，髋臼继发性覆盖不良（图 6）。

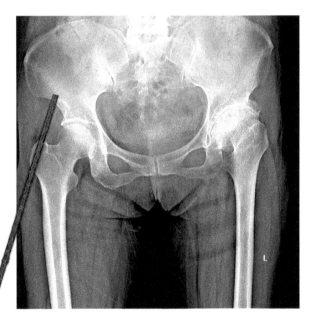

图 6　X 线示左股骨头扁平畸形，股骨头下缘出现"绳襻征"，股骨颈很短，大转子高位

　　（4）类风湿性关节炎：类风湿性关节炎（rheumatoid arthritis，RA）是一种以关节滑膜炎为特征的慢性全身性自身免

疫性疾病。多见于青—中年女性，全身多关节受累，以四肢小关节对称性病变为主，髋、膝关节受累常见。病变源于关节内滑膜组织，炎症反复发作，血管翳形成导致关节内软骨和骨的破坏，关节功能障碍，严重者可致残。类风湿因子（RF）多为阳性。

X 线表现为关节周围软组织影增宽，骨质疏松，软骨下囊肿形成。关节间隙均匀性变窄，关节边缘软骨受侵蚀，股骨头和髋臼同时受累，无明显骨赘形成。关节间隙狭窄早于股骨头变形、增生（图 7）。

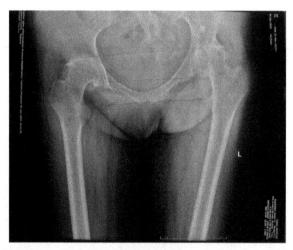

图 7　X 线可见左髋关节间隙明显狭窄，髋臼及股骨头均受累，左股骨头下囊性变形成，但并未明显塌陷

（5）强直性脊柱炎累及双髋：强直性脊柱炎（ankylosing spondylitis，AS）是以骶髂关节和脊柱附着点炎症为主要症状的疾病，与 HLA-B27 呈强关联。该病病因尚不明确，是以脊柱为

主要病变部位的慢性病，累及骶髂关节，引起脊柱强直和纤维化，造成不同程度眼、肺、肌肉、骨骼、关节病变，属自身免疫性疾病，多见于青少年男性。髋部多为双侧受累，关节间隙狭窄，但股骨头大多仍为圆形。HLA-B27多呈阳性，X线可见骶髂关节炎性改变，间隙变窄或消失（图8），脊柱强直呈"竹节样"改变。即使因患者长期服用激素并发ONFH，也不易发生股骨头塌陷。据此可鉴别。

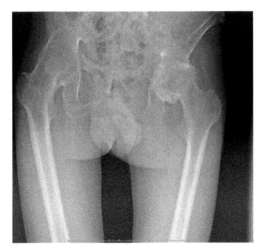

图8　X线可见双髋关节间隙狭窄，右髋强直融合，股骨头未见明显塌陷，双侧骶髂关节炎性改变

（6）大骨节病：大骨节病（kaschin-beck disease，KBD）是一种地方性、致残性骨软骨疾病，病因尚不清楚。我国是世界上大骨节病分布最广、危害最为严重的国家之一，我国东北地区黑龙江流域及西部地区，特别是西藏和青海病情仍较为严重。由于

环境因素引发婴幼儿骨软骨发育不良，成年后出现多关节继发性骨关节炎改变。患者成年后表现为身材矮小，手指粗大，并逐渐出现四肢大关节的骨关节炎改变，可累及膝、髋关节。典型改变为双侧跟骨短小，发育不全；双侧距骨坏死塌陷，引发踝关节骨关节炎。一般只有大骨节病能够引发双侧踝关节非创伤性骨关节炎。累及髋关节时，根据患者幼年生活的区域和其他关节情况等，多不难鉴别（图9）。

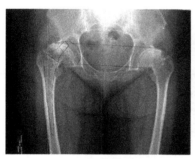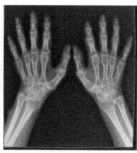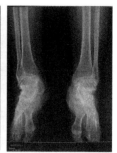

图9　X线可见双髋关节间隙明显狭窄，双侧股骨头塌陷，同时其双手及双踝关节有典型的大骨节样改变，故应诊断为大骨节病继发双侧髋关节炎

（7）血友病继发髋关节炎：血友病是常见的遗传性出血性疾病，以缺乏凝血因子为病理生理基础，以出血为主要症状。90%血友病患者的出血都发生在运动系统，成为影响血友病患者的主要因素。关节内出血可导致关节软骨破坏，晚期形成关节畸形及血友病关节炎，导致关节功能严重受限。血友病关节出血中，髋关节出血的发病率低于膝、踝、肘关节。髋关节周围反复出血形成包裹性血肿，进行性增大的血肿可侵蚀和压迫周围骨与软组织

结构，形成血友病假瘤（图10）。

影像学表现与髋骨关节炎、ONFH 相似，可有股骨头塌陷、髋关节间隙变窄等，但患者就诊时一般已确诊血友病多年，不难鉴别。

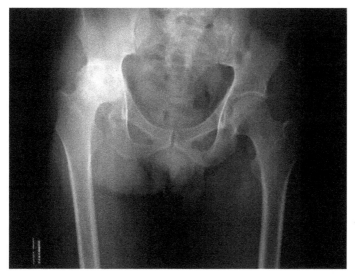

图10　X线可见右髋关节间隙明显狭窄，股骨头内广泛囊性变形成，右髋局部密度增高影，为髋关节内反复出血机化所致

31. 腰椎间盘突出症是易被误诊为股骨头坏死的非髋部疾病

股骨头坏死的致病因素同时也可能成为腰椎间盘突出的潜在危险因素。股骨头坏死患者同时存在无症状腰椎间盘突出改变的几率高出其他人群。

　　股骨头坏死早期症状隐匿，早期疼痛并不局限于髋部，可泛化表现为腰腿痛，尤其临床表现不典型的早期股骨头坏死患者，行骨盆 X 线片可未见明显异常。临床医生进一步检查腰椎正侧位 X 线片或 CT、MRI，可发现有不同程度的腰椎间盘突出。

　　股骨头坏死患者的髋部症状除无神经感觉异常外，可出现类似腰椎间盘突出症的症状，如：髋膝疼痛；髋关节被动活动疼痛或功能受限，直腿抬高小于正常；早期髋部被动活动痛，腱反射检查时因下肢肌紧张而引不出；早期屈踝时引发髋部被动活动疼痛被认为加强试验阳性。股骨头坏死常见髋关节疼痛、刺激闭孔神经产生反射性膝关节内侧疼痛；早期髋关节被动活动疼痛、晚期髋关节被动活动受限。

　　需要临床医生仔细询问患者的病史，尤其是有无导致股骨头坏死的高发诱因，如嗜酒、激素使用史等。临床医生应对病史资料进行全面的分析，再通过影像学检查分析确诊。同时应注意，不能仅仅依赖 CT、MRI 等影像学检查结果，将"腰椎间盘突出"扩大诊断为"腰椎间盘突出症"。

（沈松坡　整理）

行为方式的调整是早期股骨头坏死的基础治疗

　　股骨头坏死的病因很多，包括高脂血症（高三酰甘油、高胆固醇等）、肥胖、长期大量使用糖皮质激素、酗酒等。目前其机制尚未明确，主流的假说有脂类代谢紊乱学说、骨内高压学说、血管内凝血学说、二次碰撞学说等，但这些假说的共同病理生理机制是股骨头微循环障碍导致股骨头缺血坏死，如不及时干预，将导致塌陷和功能丧失。持续大量负重也会加速缺血-坏死-塌陷这一过程。2016 年一项全国范围内针对股骨头坏死的多中心流行病学调查显示，在调查的 6395 例患者中，有 1543 例（24.1%）因使用糖皮质激素导致股骨头坏死，有 1962 例（30.7%）因酒精导致股骨头坏死，有 1046 例（16.4%）因创伤导致股骨头坏死，另有 1844 例（28.8%）为特发性股骨头坏死。

　　股骨头坏死多起病隐匿，起病早期仅有影像学和组织学改变，而没有任何症状，患者往往忽视，仍进行高强度活动或大量负重，并不注意改善行为方式，以避免病情进展；而出现疼痛、活动受限等症状时往往已达晚期，此时的治疗方法仅有全髋关节置换术一种选择。因此，及早发现早期股骨头坏死并进行及时干预至关重要。本节主要论述了行为方式的调整对早期股骨头坏死的治疗作用。

首先是生活习惯的调整。长期大量酒精摄入是股骨头坏死的重要危险因素。研究表明，长期大量饮酒患者的血三酰甘油水平和胆固醇水平均高于非饮酒患者，而其高密度脂蛋白和载脂蛋白 A 则显著低于非饮酒患者，提示酗酒患者存在脂质代谢紊乱，而脂质代谢紊乱可导致脂肪栓塞或脂肪在骨髓内大量分布，引起股骨头缺血、坏死。当然，酒精导致股骨头坏死的作用存在个体差异，这一作用与 *OPG* 基因、*RANKL* 基因和 *MMP* 基因多态性有关。男性较女性有更高的易感性，而且股骨头坏死的发生率与酒精的摄入量和摄入时间均有相关性。因此，避免酒精摄入对于早期股骨头坏死患者至关重要，尤其是我国男性患者，这也是最容易实现的一步。

其次是饮食结构的调整。如前所述，高脂血症是导致股骨头坏死的重要原因。因此，调整饮食结构，避免高脂饮食，减少脂肪摄入，降低高脂血症的发生率可降低罹患股骨头坏死的风险。

再次是避免长期大量使用糖皮质激素。研究表明，长期大量使用糖皮质激素，可导致体内血三酰甘油水平和胆固醇水平升高，而高密度脂蛋白和载脂蛋白 A 降低，诱发脂质代谢紊乱。

大剂量应用激素后，患者股骨颈脂肪髓体积明显大于未发生骨坏死患者，这也是导致股骨头缺血坏死的机制之一。Kubo 等指出，在糖皮质激素使用早期，股骨头坏死已经开始。当然，因长期大量使用糖皮质激素导致股骨头坏死的患者往往有各种基础疾病，如系统性红斑狼疮、干燥综合征、肾病综合征、硬皮病、血管炎等，需要长期使用激素治疗。对于这部分患者，应用糖皮质激素早期，往往是患者基础疾病较重的时期，如 SLE 患者狼疮危象、原发性肾小球肾炎患者大量蛋白尿或急进性肾小球肾炎等，此时往往需要大剂量激素治疗，甚至糖皮质激素冲击治疗；另一种常见的情况是以 SARS 为代表的间质性肺炎，需要大剂量激素治疗。然而，如前文所述，在这一时期，股骨头坏死的过程已经开始，这就存在必然的治疗矛盾，既需要大剂量激素治疗，又需要设法避免股骨头坏死。在这种情况下，我们认为，应首先保证原发病的治疗，如控制狼疮危象，迅速减少尿蛋白，迅速控制肺部炎症等，以求挽救患者的生命，而不应因存在股骨头坏死的可能而不用或少用激素。在度过急性期后，应及时加用其他药物，以求尽快降低糖皮质激素用量，避免导致或加重股骨头坏死。同时，对于长期大量使用糖皮质激素的患者，定期进行股骨头坏死的筛查很有必要。需要指出的是，早期股骨头坏死患者往往没有症状和体征，在 X 线片上也没有明显表现，因此，需要常规进行髋关节 MRI 检查，如果存在混杂信号、囊性变等异常，需及时进行干预，包括药物治疗、减轻负重、减少糖皮质激素用量等。

最后，长期大量负重对于股骨头坏死的发生和发展也至关重要。股骨头坏死好发部位位于股骨头前外上侧，即股骨头的负重区。因此，减轻甚至避免负重，应作为早期股骨头坏死的基础治疗，可以从一定程度上避免股骨头坏死的进展。我们回顾了过去 20 年中，对于减轻负重来避免股骨头坏死进展的研究，具体方法包括减轻体重、避免持重物、扶拐杖行走、使用轮椅或助行器等。

Neumayr 等对 38 例平均年龄为 26 岁患有镰刀细胞贫血的股骨头坏死患者进行了研究，对比了单纯物理治疗及物理治疗结合髓芯减压治疗两种方式，使用 CHOHES 评分对患者的髋关节功能进行了评估，结果显示两种治疗方法对髋关节功能改善并无明显差异。但该研究受样本量小、人群特殊、随访时间较短等因素影响，可信度值得商榷。1996 年一项纳入了 21 个研究共 819 例患者的 Meta 分析结果表明，严格避免负重对于早期股骨头坏死（Ficat 和 Arlet 分期 I 期或 II 期）具有一定的效果，可阻止 22.7% 的患者病情进展及远期手术治疗，具体措施包括使用手杖、腋杖或助行器等。然而，即使严格避免负重，仍有相当一部分患者病情进展，但同期接受髓芯减压的患者中，有 63.5% 的患者获得了满意的疗效，由此说明减轻或避免负重并不能作为早期股骨头坏死治疗的唯一措施。然而，该 Meta 分析纳入了一部分III期患者，这部分患者保守治疗的成功率较低，可能使结果发生了偏倚。而在 2000 年发表的另一篇 Meta 分析纳入了 1082 例患者，其中 264 例接受了保守治疗（减轻负重），其他患者接受了髓芯减压术。结果显示，对于 Steinberg 分期 I 期的患者，髓芯减压术比保守治疗成功率更高（84% *vs.*61%，$P = 0.0001$）；对于 Steinberg 分期 II 期的患者，保守治疗和髓芯减压效果无明显差异（63%*vs.*59%，$P > 0.20$）。天津医科大学张平教授的课题组报道，对膝关节施加适当大小的应力，对股骨头坏死有保护作用。他们通过动物实验发现，用大鼠构建股骨头坏死模型后，对膝关节施加高频（15Hz）、短时（每日 5min）的侧方应力（5N）刺激 5 周后，与对照组相比，施加应力组股骨矿物质含量明显升高，血管生成增加，骨吸收明显减少，说明给膝关节施以适当应力可促进新骨生成。这一方法尚未进行临床试验。

总的来说，重视早期股骨头坏死行为方式的调整至关重要，具体包括戒酒、改善饮食结构、将糖皮质激素的使用降低至最小维持量，以及减轻或避免负重（扶拐杖行走或使用助行器及物理治疗等，其治疗效果尚有争议）。这是股骨头坏死治疗的基础，可缓解疼痛、改善髋关节功能、避免其进展为软骨下骨折和塌陷，并为坏死区的修复再生提供良好条件；同时，应对患者进行密切随访，定期评价股骨头坏死的程度及其功能改变（可采用 CHOHES 评分或其他量表）。然而，必须指出的是，行为方式的调整不能单独用于股骨头坏死的治疗，必须与其他治疗方案同时使用，包括药物治疗、髓芯减压或髋关节置换术等。对于髓芯减压术后的患者，行为方式的调整亦是关键的治疗措施，对于避免病情反复，促进骨的重构和再生至关重要。

参考文献

1. Zhao DW, Yu M, Hu K, et al. Prevalence of Nontraumatic Osteonecrosis of the Femoral Head and its Associated Risk Factors in the Chinese Population：Results from a Nationally Representative Survey. Chin Med J（Engl），2015，128（21）：2843-2850.

2. Kang JS, Moon KH, Kwon DG, et al . The natural history of asymptomatic osteonecrosis of the femoral head. Int Orthop，2013，37（3）：379-384.

3. Kamal D, Alexandru DO, Kamal CK, et al . Macroscopic and microscopic findings in avascular necrosis of the femoral head. Rom J Morphol Embryol，2012，53（3）：557-561.

4. Cui L, Zhuang Q, Lin J, et al. Multicentric epidemiologic study on six thousand three hundred and ninety five cases of femoral head osteonecrosis in China. Int Orthop，2016，40（2）：267-276.

5. 石少辉，李子荣，孙伟，等 . 酒精性和激素性股骨头坏死的发病与脂质代谢 . 中国组织工程研究，2011，15（17）：3217-3220.

6. Li Y, Guo Y, Wang Q, et al. Osteoprotegerin polymorphisms are associated with alcohol-induced osteonecrosis of femoral head in Chinese Han population from Henan province. J Genet，2016，95（4）：983-989.

7. Li Y, Wang Y, Guo Y, et al. OPG and RANKL polymorphisms are associated

with alcohol-induced osteonecrosis of the femoral head in the north area of China population in men. Medicine (Baltimore), 2016, 95 (25): e3981.

8. Yu Y, Xie Z, Wang J, et al. Single-nucleotide polymorphisms of MMP2 in MMP/TIMP pathways associated with the risk of alcohol-induced osteonecrosis of the femoral head in Chinese males: A case-control study. Medicine (Baltimore), 2016, 95 (49): e5407.

9. Shimizu J, Okazaki S, Nagoya S, et al. Susceptibility of Males, but Not Females to Developing Femoral Head Osteonecrosis in Response to Alcohol Consumption. PLoS One, 2016, 11 (10): e0165490.

10. Kubo T, Ueshima K, Saito M, et al. Clinical and basic research on steroid-induced osteonecrosis of the femoral head in Japan. J Orthop Sci, 2016, 21 (4): 407-413.

11. Tripathy SK, Goyal T, Sen RK. Management of femoral head osteonecrosis: Current concepts. Indian J Orthop, 2015, 49 (1): 28-45.

12. Amanatullah DF, Strauss EJ, Di Cesare PE.Current management options for osteonecrosis of the femoral head: part 1, diagnosis and nonoperative management. Am J Orthop (Belle Mead NJ), 2011, 40 (9): E186-192.

13. Liu D, Li X, Li J, et al . Knee loading protects against osteonecrosis of the femoral head by enhancing vessel remodeling and bone healing. Bone, 2015, 81: 620-631.

（赵 彦 整理）

早期仍然是股骨头坏死的治疗黄金期

　　股骨头坏死的发病机制至今仍存在争议。大多数学者认为股骨头坏死是遗传易患性、代谢因素和影响血供如血管损伤、骨内压增高和机械应力等因素共同作用的结果。由于股骨头内血液循环中断，相应区域缺血而去矿化，骨小梁变薄，最终演变为塌陷。股骨头坏死在早期时多无症状，患者直到晚期才逐渐察觉到症状。与绝大多数疾病类似，如果能及早对股骨头坏死进行干预，可以减轻患者疼痛并有可能延缓甚至逆转股骨头塌陷的进展，从而达到"保头"的效果。但目前的所有方法均不能恢复股骨头的球体形状以及移除负重区域的塌陷部分，这意味着塌陷后的股骨头坏死进展过程不可逆转，"保头"治疗效果不佳。

　　Mont 等对无症状性股骨头坏死的自然病程进展进行了一项证据等级为 II 级的系统回顾，664 例髋中的 394 例（59%）在平均 88 个月（2 ～ 240 个月）的随访后出现症状和（或）塌陷；出现症状的平均时间为 39 个月（1 ～ 134 个月）；股骨头进展到塌陷的平均时间为 49 个月（2～143 个月）。病情进展与坏死范围也有较大相关性，7% 的小病变、25% 的中等范围病变和 84% 的较大范围坏死在随访终点时发生塌陷。确实有很少一部分无症状的患者会得到自发的缓解，但考虑到疾病进展和塌陷的多变性，以及目前治疗效果的不确定性，在这一时期我们并不推荐单纯的观察随访。塌陷前期的治疗目的是改善关节功能、减轻髋部疼痛、防止软骨下骨骨折与塌陷的进展和促进坏死区域的愈合。早期股骨头坏死的治疗主要针对各种导致疾病发生的原因和相关通路，包括非手术治疗和手术治疗。目前的非手术治疗包括保护性负重、药物治疗和生物物理治疗等，而手术治疗包括髓芯减压、髓芯减压结合生物制剂、骨移植和截骨术。

32. 非手术治疗

（1）保护性负重：在股骨头坏死的病程进展过程中，保护性负重理论上可以起到延缓股骨头塌陷的作用，但实际上绝大部分研究的结果并不令人满意。一项纳入了 21 篇文献共 819 例髋的荟萃分析发现，在平均 34 个月（1.6～10.0 年）的随访中，只有 22.7% 的髋关节在使用了保护性负重后获得了满意的临床疗效，而 76.0% 的髋关节需要接受关节置换或者一些补救手术。因此，对于早期的股骨头坏死患者，仅使用保护性负重对于延缓股骨头塌陷的疗效并不理想。我们建议此类患者使用双拐以减少股骨头坏死带来的疼痛，同时辅以药物等非手术治疗，但不提倡使用轮椅进行代步。

（2）药物治疗

① 双膦酸盐：破骨细胞在坏死区域周围的重吸收与股骨头坏死的软骨下骨骨折和塌陷密切相关。双膦酸盐类药物可以抑制破骨细胞活性，降低骨转换率，提高股骨头区域的骨密度，长期来说有可能阻止或至少延缓塌陷的发生。Agarwala 等进行了目前随访时间最长的双膦酸盐治疗股骨头坏死的临床研究。在随访 294 例患者（395 例髋）口服阿仑膦酸钠（10mg/d）3 年后，Ficat 分期 Ⅰ 期的患者中有 12.6%、Ficat 分期 Ⅱ 期的患者中有 55.8% 发生了塌陷；Ⅰ 期患者的平均塌陷时间为 3.5 年（3～6 年），Ⅱ 期患者的平均塌陷时间为 2.9 年（2～5 年）。之后他们又对 40 例患者（53 例髋）进行了平均长达 10 年的随访，在 34 例塌陷前期的股骨头坏死中，仅有 10 例在随访末期出现塌陷。两项研究的结果均表明，相较于随自然病程进展的股骨头坏死，阿仑膦酸钠对改善患者症状及降低股骨头塌陷的发生风险都起到了积极的作用。然而，2015 年发表的一项证据等级为 Ⅰ 级的多中心随机对照研究发现，阿仑膦酸钠干预后的宾夕法尼亚大学分期 Ⅱ C 和 Ⅲ C 期的股骨头坏死患者在影像学评估和降低全髋关节置换术发生率方面与安慰剂组并没有明显差别。在平均 2 年的随访后，阿仑膦酸钠组 32 例髋中有 4 例、安慰剂组 33 例髋中有 5 例接受了全髋关节置换治疗（$P=0.837$）。

② 抗凝药物：低纤溶状态和易栓倾向会导致静脉血流受阻和

骨内压增高，这也是股骨头坏死的致病因素之一。依诺肝素等抗凝药物通过抑制血小板的聚集增加骨组织缺血部位的血流，进而起到延缓甚至逆转股骨头缺血性坏死的作用。这一类的药物主要适用于患有易栓症或低纤溶状态等的凝血功能障碍患者。Glueck 等前瞻性地对 25 例 Ficat 分期 I 期或 II 期的易栓症合并股骨头坏死患者（共 35 例髋）使用依诺肝素进行干预。结果表明，95% 的原发性股骨头坏死和 20% 的继发性股骨头坏死患者在平均 3 年（2～4 年）的随访中病情没有进一步进展。

③降脂药物：糖皮质激素导致股骨头坏死的一种可能假说是诱导间充质干细胞向成脂方向分化，而肥大的脂肪细胞有可能会增加股骨头坏死发生的风险，他汀类药物在拮抗干细胞向成脂方向分化中具有一定的效果。同时，也有研究表明血管内皮细胞的促炎症和促凝特性可以被他汀类药物所抑制。在一项纳入 284 例服用大剂量糖皮质激素患者的回顾性分析中，只有 3 例（1%）服用了他汀类药物的患者在平均 7.5 年（5～11 年）的随访结束后，发生了股骨头坏死。但 Ajmal 等对比了 338 例需要服用大剂量糖皮质激素的肾移植患者，在平均 7.5 年的随访时间内，服用他汀类药物的患者发生股骨头坏死的风险并没有明显降低。

④血管舒张药物：前列环素 I_2 的衍生物可以舒张血管，并可以影响终末血管的流变学特性。Jager 等使用伊洛前列素对 50 例（98 例髋）不同 ACRO 分期的股骨头坏死和（或）骨髓水肿综合征患者进行了前瞻性研究，结果表明患者在关节疼痛、生活

质量、KSS 评分和 Harris 评分（HHS）上均有明显改善。影像学上 ARCO 分期 I 期和 II 期的患者 6 个月后骨髓水肿有所缓解，但对于晚期的股骨头坏死并没有明显改善。直到目前，仍缺乏大型的随机对照研究和进一步的长期临床随访来支持血管舒张药物在早期股骨头坏死患者中的应用。

（3）生物物理疗法

①体外冲击波治疗：在使用体外超声波治疗肾结石的时候，人们偶然发现这种方法可以增加骨盆骨密度，自此体外超声波逐渐在骨科领域开展起来。虽然体外超声波治疗股骨头坏死的机制尚不清楚，但有可能是通过恢复组织氧供、减少水肿和促进血管生成而起作用。Ludwig 等前瞻性地使用体外超声波治疗 21 例股骨头坏死患者，1 年后有 66% 的患者疼痛减轻，伴随髋关节活动度和 Harris 评分的提高。MRI 表明有 6 例患者股骨头坏死病灶减小，4 例的病灶得到了愈合，但仍有 4 例循环不良的区域没有得到改善。一项纳入了 63 例患者（98 例髋）的研究将患者人群随机分为鸡尾酒治疗组和单独体外超声波组。鸡尾酒治疗包括高压氧、体外超声波和口服阿仑膦酸钠。鸡尾酒组入选 28 例（50 例髋），体外超声波组入选 35 例（48 例髋）。在至少 2 年的随访后，鸡尾酒组 74% 的患者病情得到改善，16% 没有变化，还有 10% 病情加重；而体外超声波组 79.2% 的患者病情得到改善，10.4% 没有变化，还有 10.4% 病情加重。这项研究表明，从短期来看，鸡尾酒与单纯体外超声波均可用于早期股骨头坏死的治疗，但鸡

尾酒治疗中三种疗法的协同效果并不明显。

②脉冲电磁疗法：脉冲电磁疗法目前应用较少，其与体外超声波治疗类似，都可能是通过刺激骨或血管生成以达到治疗早期股骨头坏死的目的。Massari 等回顾性分析了 66 例（76 例髋）接受脉冲电磁疗法治疗的 Ficat 分期Ⅰ～Ⅲ期患者。在平均 2 年的随访过程中，有 53% 的患者在治疗 60 天后疼痛症状消失，26% 的患者疼痛症状减轻。有 94% 的Ⅰ期和Ⅱ期患者没有进展到需要全髋关节置换治疗的程度，但Ⅲ期的患者中需要接受全髋关节置换治疗的人数明显增加。但就目前来看，支持脉冲电磁疗法用于股骨头坏死的证据仍不充分，其在早期股骨头坏死方面的应用仍需要进一步探究。

③ 高压氧：高压氧可以增加细胞外的氧浓度，减少细胞缺血，并通过促进血管收缩来减轻水肿。Reis 等报道对 25 例 Steinberg 分期Ⅰ期的患者使用 100 天的高压氧治疗，发现有 81% 的患者出现了影像学上的改善。Camporesi 等随机给予 19 例患者高压氧治疗或者高压空气治疗，为期 6 周共 30 次。平均随访 7 年后发现患者的疼痛和运动范围均有所改善，并且在末次随访结束时，没有患者进行全髋关节置换治疗。从目前的研究表明，高压氧可以有效治疗 Steinberg Ⅰ期或Ⅱ期患者，并可以让患者获得很高的髋关节生存率（Steinberg 分期Ⅰ期患者为 95.5%，Steinberg 分期Ⅱ期患者为 89%，Ficat 分期Ⅱ期患者可达 100%）。

33. 手术治疗

（1）髓芯减压：芯减压是目前治疗症状性塌陷前期股骨头坏死最常用的方法。给股骨头减压的目的是降低骨内压力，恢复正常血流，以减轻疼痛。尽管关于髓芯减压的报道很多，但随机对照试验尚不足。一项前瞻性研究将髓芯减压与非手术治疗进行对比，研究纳入了 36 例患者共 55 例髋，Ficat Ⅰ期髋中髓芯减压组 10 例中有 7 例获得了成功，而非手术治疗组 5 例中仅 1 例成功。同样，髓芯减压组在 Ficat Ⅱ期和Ⅲ期髋中获得的成功率均高于非手术治疗组。

髓芯减压可以单独使用，近年来也出现了许多改良方法。Lieberman 等在髓芯减压后移植添加骨形态蛋白（bone morphogenetic protein，BMP）的同种异体骨，对 17 例髋进行平均 4.4 年（2.2 ~ 7.8 年）随访后，有 14 例获得了满意的临床结果。髓芯减压后自体骨髓移植是另一种治疗选择，其机制有可能是促进血管生成或成骨细胞的分化。一项平均随访时间为 7 年的前瞻性研究对纳入的 189 例 Ficat 分期Ⅰ期和Ⅱ期髋进行髓芯减压后自体骨髓移植，发现此种治疗对塌陷前期患者效果明显，随访结束时 145 例髋中只有 9 例（6.2%）接受了 THA。Hernigou 和 Beaujean 使用此种方法治疗了 534 例 Ficat Ⅰ期和Ⅱ期髋，在平均 13 年随访后，只有 94 例接受了 THA，提示这一治疗方式可以改变早期股骨头坏死的进程。然而，髓芯减压尚存在一定的临床问题，包括减弱坏死及临近区域骨小梁的强度和在重建坏死区域中的作用尚没有得到证实。

（2）骨移植

①不带血管蒂骨移植：不带血管蒂骨移植是通过对股骨头坏死区域减压、提供结构上支撑及促进坏死区域的修复而起作用。这一过程可以借助髓芯减压通道或是在股骨颈处开窗实现。髓芯减压结合自体或异体骨移植不仅可以填补钻孔通道，也为坏死区域的修复提供支持。此种方法术后平均 2～9 年随访的成功率为 55%～87%，但目前缺乏证据等级较高的研究，缺点是移植物不可避免地具有潜在病毒或者细菌感染风险以及可引起免疫反应。

②带血管蒂骨移植：带血管蒂骨移植同样为防止关节软骨塌陷提供结构支持（如带血管蒂腓骨移植）。移植物具有完整的血供和成骨潜能，可以促进坏死区域的愈合。一项平均随访 14 年的研究中使用带血管蒂骨移植治疗塌陷前期股骨头坏死，发现髋关节的存活率为 60%（39 例），但对于股骨头坏死面积大于 50% 或塌陷大于 2mm 的病变而言，临床效果并不理想。除此之外，有研究表明对于 CE（Center-Edge）角 ≤ 30° 的患者，带血管蒂腓骨移植会使股骨头塌陷和进展为 THA 的风险分别增加 5.5 倍和 7.5 倍。

（3）截骨术：截骨术是通过旋转髋关节坏死或塌陷部分，使之离开髋臼负重区域。亚洲人由于髋关节后关节囊更为松弛，有利于股骨颈前部的旋转，因此多采用转子间旋转截骨。在一项使用旋转截骨治疗早期股骨头坏死的研究中，在进行了平均 4 年的随访后，113 例髋获得了 88% 的生存率。旋转截骨适应证严格，并且对技术要求较高，故目前在临床上开展较少。如果螺钉固定不良，有可能导致各种畸形、延迟愈合和继发股骨头塌陷。但对于年龄＜45 岁，Kerboull 角＜200°，并且没有服用激素的患者，可以寻求有经验的外科医师行此治疗。

基于目前的研究证据，对早期股骨头坏死的"保头"治疗可以说是获得了"有争议性"的成功，其准确的治疗适应证仍不好把握。虽然目前各种非手术治疗措施均缺乏有阳性长期随访结果的大型随机对照试验来进行支持，但考虑到一旦股骨头出现塌陷，关节置换在所难免。所以，我们认为股骨头坏死的治疗黄金期仍是早期，应在此阶段采取如上所述的一种或几种治疗手段，以达到避免患者接受全髋关节置换术或者延后手术年龄的目的。

参考文献

1.Agarwala S，Shah SB. Ten-year follow-up of avascular necrosis of femoral head treated with alendronate for 3 years. J Arthroplasty，2011，26（7）：1128-1134.

2.Lee YK，Ha YC，Cho YJ，et al. Does Zoledronate Prevent Femoral Head Collapse from Osteonecrosis? A Prospective，Randomized，Open-Label，Multicenter Study. J Bone Joint Surg Am，2015，97（14）：1142-1148.

3.Banerjee S，Issa K，Pivec R，et al. Osteonecrosis of the hip：treatment options and outcomes. Orthop Clin North Am，2013，44（4）：463-476.

4.Uzun G, Mutluoglu M, Ersen O, et al. Hyperbaric oxygen therapy in the treatment of osteonecrosis of the femoral head: a review of the current literature. Undersea Hyperb Med, 2016, 43 (3): 189-199.

5.Hsu JE, Wihbey T, Shah RP, et al. Prophylactic decompression and bone grafting for small asymptomatic osteonecrotic lesions of the femoral head. Hip Int, 2011, 21 (6): 672-677.

6.Zhang HJ, Liu YW, Du ZQ, et al. Therapeutic effect of minimally invasive decompression combined with impaction bone grafting on osteonecrosis of the femoral head. Eur J Orthop Surg Traumatol, 2013, 23 (8): 913-919.

7.Helbig L, Simank HG, Kroeber M, et al. Core decompression combined with implantation of a demineralised bone matrix for non-traumatic osteonecrosis of the femoral head. Arch Orthop Trauma Surg, 2012, 132 (8): 1095-1103.

8.Eward WC, Rineer CA, Urbaniak JR, et al. The vascularized fibular graft in precollapse osteonecrosis: is long-term hip preservation possible? Clin Orthop Relat Res, 2012, 470 (10): 2819-2826.

9.Ha YC, Kim HJ, Kim SY, et al. Effects of age and body mass index on the results of transtrochanteric rotational osteotomy for femoral head osteonecrosis: surgical technique. J Bone Joint Surg Am, 2011, 93 Suppl 1: 75-84.

（黄　诚　李　涛　整理）

髓芯减压植骨、带血管腓骨移植术治疗早期股骨头坏死

34. 髓芯减压植骨与干细胞治疗在股骨头坏死"保头"治疗中的理论依据应该掌握

股骨头坏死的病因包括骨血管直接损伤（如股骨颈骨折），骨或骨髓成分直接受损（如放射性损伤、气压病或沉箱病）。此外有明确诱因的如激素使用史、酗酒等，但仍有很大一部分患者的病因未明。目前对于股骨头坏死的发病机制有着相对较为一致的看法：普遍都包括在遗传易患的前提下，代谢因素和影响血供的局部因素（如血管损伤、骨内压升高）联合，导致股骨头内骨及骨髓细胞血供受损，人体自我修复过程中骨吸收和骨重建的平衡被打破，进而在机械应力的作用下出现股骨头的塌陷，最终形成髋关节骨关节炎。

髓芯减压最初作为一种诊断工具被用于测定骨髓压力及获取活检样本。当人们发现进行骨髓减压后患者的疼痛有所缓解时，该操作成了一种治疗手段。基于上述学说和临床表现，髓芯加压可以减小股骨头内压，同时为血供的重建提供机会，而在股骨头坏死修复的过程中，减压造成了局部骨质薄弱，带血管腓骨移植术可以很好地解决这个问题。

而在股骨头坏死修复的过程中，干细胞作为多能分化的原始细胞起到了非常重要的作用。有文献报道，股骨头坏死患者干细胞的增殖分化及成骨能力明显减低，因此在髓芯减压植骨的基础上，提高局部干细胞的浓度可达到多能分化增加修复的作用。

35. 单纯髓芯减压是目前治疗早期股骨头坏死应用最为广泛的方法

髓芯减压是目前治疗早期股骨头坏死应用最为广泛的方法，其通过减低股骨内压力，改善股骨头局部血液循环，达到刺激新生血管与成骨的目的。单纯髓芯减压通常采用 10mm 孔径钻头经过股骨颈将股骨头坏死区打通，并将坏死骨组织去除。由于手术将股骨头内压力降低，术后患者髋关节疼痛症状缓解较为明确。Zhao 等对 67 例 76 髋处于 Arco Ⅰ～ⅡC 的患者进行了单纯髓芯减压，并于术后 12 个月、24 个月、60 个月时拍摄 MRI 进行了随访，且每隔 5 年采用 Harris 髋关节评分进行临床效果评价。结果平均随访时间为 5 年（2～8 年），除 2 例失访外，临床有效率达到了 91.9%，6 例患者最后行人工全髋关节置换术。Harris 评分从术前（65.0±3.5）分改善到（89.0±3.6）分。其中 Arco Ⅰ、ⅡA、ⅡB、ⅡC 患者的成功率分别为 100.0%、95.7%、86.7%、80.0%。以人工全髋关节置换作为终点进行 Kaplan-Meier 分析发现，Arco Ⅰ 和 ⅡC 患者 8 年有效存活率差异存在明显的统计学意义。同时作者发现，6 例最后行人工全髋关节置换手术的患者中，1 例为静脉淤滞，5 例为同时伴有静脉淤滞和动脉供血不足。因此对于早期的股骨头坏死，单纯的髓芯减压有效率较高。作者同时提出对于静脉淤滞型患者手术效果好，而同时伴有动脉供血不足的患者其远期疗效并不乐观。但局部减压后导致支撑力薄弱，有部分患者报道有股骨颈骨折风险。Sadile 等比较了传统单纯的髓芯减压与其他"保头"方式的治疗效果，得出的结论为该方式的有效性不优于其他治疗方式，因此，单纯髓芯减压术目前常常联合其他治疗方式。

36. 髓芯减压＋植骨术仍在临床有广泛的应用

单纯髓芯减压促进骨坏死区重建的作用有限，并没有彻底解决股骨头的修复问题，而且进一步降低了股骨头生物强度，增加了股骨头术后塌陷的风险。因此，如何保证股骨头修复期内股骨头软骨下骨的有效力学支撑成为大家关注的热点。目前临床上可将具有骨诱导活性的自体松质骨或同种异体骨一起植入软骨下骨来加强其成骨过程，使骨吸收和新骨形成过程达到平衡，从而加强骨愈合，为关节软骨提供足够的力学支撑。有文献表明，单纯髓芯减压组和髓芯减压联合植骨组的髋关节保存率分别为 72% 和 83%，且该操作简单，不对患者造成新的创伤，即使股骨头坏死塌陷再进行髋关节置换也无明显影响。故目前髓芯减压＋植骨术仍在临床有广泛的应用，但该术式的临床有效率与患者的选择、手术减压彻底与否、术后的康复过程有很大的关系。

37. 蜂巢式减压（细钻多次钻孔减压）对股骨颈生物力学性能影响较小，患者可以适当早期部分负重

由于单孔道大直径减压有大粗隆开口及股骨颈骨折等风险，有研究者提出了采用细通道减压。有研究表明，在减压截面积相当的情况下，蜂巢式减压在孔洞之间有骨性组织相连接，较通道大孔径减压对股骨颈生物力学性能影响较小，且患者可以适当早期部分负重。Miao 等认为，采用细钻钻孔可以减少股骨颈骨折的风险且能够使患者早期部分负重。他随机将 60 例患者分入使用 3.2mm 细钻钻孔减压和髓芯减压后使用钽金属棒植入治疗（这项技术常被认为是一种较好的方法，但现在越来越多的证据证明该方法并不能改变股骨头坏死的进程，临床上应用已很少）两组。两组患者平均随访约 26 个月，结果发现钽金属棒植入组患者 Harris 评分从术前（56.2 ±7.1）分提高到末次随访的（80.2±11.4）分，而细孔减压组从术前（53.8±6.6）分提高到（79.7±13.2）分，两组之间差异无统计学意义。两组各有 8 例术

后有股骨头坏死进展。有研究者认为，蜂窝状减压可以获得类似甚至优于钽金属棒植入的临床效果，两者对于Ⅰ期的股骨头更加有效。

Mohanty 等比较了采用蜂巢状减压和髓芯减压联合腓骨移植治疗非创伤性股骨头坏死的疗效，发现对于早期未塌陷的股骨头坏死（Ⅰ期或Ⅱ期），单纯减压和采用腓骨移植都是有效的保髋手段，而蜂巢状减压更加简单且并发症少；对于Ⅲ期的股骨头坏死，髓芯减压联合腓骨移植则能达到更好的效果。

38. 髓芯减压合并干细胞移植可增强股骨头坏死区修复能力

研究表明，股骨头坏死区骨髓间充质干细胞增殖能力及成骨分化能力明显减弱，为了解决这一问题，人们将自体或异体干细胞富集扩增后配合髓芯减压进行局部注射，以增强其修复能力。一项包含了 7 项自体干细胞治疗股骨头坏死临床对照研究的 Meta 分析表明，与对照组相比，进行了自体骨髓移植的股骨头坏死患者的临床结果明显较好，且延迟了股骨头坏死的进展（$OR = 0.17$，95% CI $0.09 \sim 0.32$；$P=0.001$），并且最终人工全髋关节置换的发生率更低（$OR = 0.30$，95% CI $0.12 \sim 0.72$；$P=0.01$），髋关节 Harris 评分也明显提高（$MD= 4.76$，95% CI $1.24 \sim 8.28$；$P=0.01$）。但是更大样本的研究还需要进一步进行。Papakostidis 等也进行了回顾总结，他们通过分析 2002—2015 年发表的 496 篇比较单纯髓芯减压与髓芯减压＋干细胞移植的文章，以结构性失败（股骨头塌陷）或者需要人工全髋关节置换为终点，发现髓芯减压合并干细胞移植的有效率明显高于单纯减压。

另外一项关于经过低氧预处理的 BMSCs 能够逆转骨坏死带来的影响，并能够增强其治疗效果的研究表明，将取自股骨头坏死兔模型髂前上棘的 BMSCs 分别在 20% O_2 或 2% O_2 条件下进行培养，并将在 20% O_2 条件下培养的正常 BMSCs 作为对照，20% O_2 条件下培养的 BMSCs 能够分泌更多生长因子，其凋亡率更低，细胞活性更高，其毛细血管结构生成、茜素红染色、碱性磷酸酶染色等都与正常 BMSCs 没有明显的差异。再将低氧诱导的 BMSCs 通过髓芯减压移植到股骨头坏死区，能够有效增加血管生成和降低局部组织坏死。因此研究者认为，低氧预处理是逆转骨坏死 BMSCs 的有效手段，能够促进其再生和治疗骨坏死。

由于 BMSCs 来源有限，很多学者将目光转向脂肪间充质干细胞，脂肪来源丰富，取材方便，经过体外扩增及培养后可以获得良好的成骨分化能力。Wyles 等发现，脂肪来源的间充质干细胞在股骨头坏死的修复中，细胞增殖能力和成骨能力更强，分别是 BMSCs 的 4 倍和 2.25 倍。

在进行干细胞治疗的过程中，研究者发现股骨头坏死患者的干细胞表达与正常人存在差异，通过基因芯片技术筛选及验证逐渐找到了一些特异性上调或下调的表达基因。通过生物信息学的筛选，发现某些基因与其调控的靶点在细胞增殖、成骨分化、成脂分化方面关系密切。为了增加干细胞的增殖和成骨分化的能力，从而具有更强的修复效果，很多研究者通过将特定的基因经过修饰转染导入干细胞，再在培养传代后通过检测明确其有稳定的表达后，将携带该基因的干细胞导入股骨头坏死模型中进行治疗，并且得到了较满意的结果，该研究目前尚未用于人体。

39. 带血管的腓骨移植治疗股骨头坏死的临床效果

带血管腓骨移植术的治疗基础在于：①减轻股骨头内压力和缺血；②打破坏死区周围硬化带从而为重建血运提供条件；③移植的腓骨可以为软骨下骨提供结构性支撑，同时吻合的血管可以促进坏死修复；④同时填塞的松质骨为股骨头内缺损提供骨诱导，从而引导成骨细胞长入。

Unal 等随访报道了采用带血管的腓骨移植术治疗的分别处于 Ficat Ⅱ～Ⅲ期的 21 例（28 髋）患者，平均随访时间为 7.6 年，发现除 1 例患者死于白血病，1 例患者失访外，其他所有患者 Harris 评分从术前（61.0±9.7）分提高到（84.0±17.8）分，且处于早期的股骨头坏死患者术后效果更佳。

Fontecha 等采用 SPECT/CT 研究随访了 10 髋（9 例）采用带血管腓骨移植进行治疗的股骨头坏死患者，其中 4 例为 ARCO Ⅱ期，6 例为 ARCO Ⅲ期，平均随访时间 4 年。结果所有患者的 Harris 评分从术前的 37.2 分提高到 92.3 分，且 SPECT/

CT 提示股骨头内高摄取，这意味着软骨下的坏死区移植骨均成活，10 例髋关节均未出现股骨头塌陷变形。

传统的带血管腓骨移植采用单根克氏针来固定移植后的腓骨与股骨颈，这种方法简单有效，但是克氏针移位的问题仍然存在。此外，克氏针的存在可能会给将来的人工全髋关节置换带来麻烦。Woodhouse 改良了这种方法，采用一枚支撑钢板来代替克氏针并获得了较好的临床效果。

对于早期股骨头坏死的外科治疗，髓芯减压植骨作为比较经典的手术方式获得了广大临床医师的认可，但手术的临床效果及股骨头的存留率在不同的文献中各有不同。其中较为一致的观点为股骨头坏死患者的选择、减压的彻底与否、植骨的方法、是否再血管化，以及患者术后的负重康复过程是其中的关键。虽然随着人工全髋关节置换材料及技术的发展，手术的低龄化及假体的使用寿命越来越普遍，但是，对于年轻的早期股骨头坏死患者，通过髓芯减压植骨或带血管的游离腓骨移植来积极保护股骨头，为他们争取一次痊愈的机会还是非常重要的。

参考文献

1. Zhao DW，Yu XB. Core decompression treatment of early-stage osteonecrosis of femoral head resulted from venous stasis or artery blood supply insufficiency. J Surg Res，2015，194（2）：614-621.

2. Sadile F，Bernasconi A，Russo S，et al. Core decompression versus other joint

preserving treatments for osteonecrosis of the femoral head: a meta-analysis. Br Med Bull, 2016, 118 (1): 33-49.

3. Nori M, Marupaka SK, Alluri S, et al. MRI Evaluation of Post Core Decompression Changes in Avascular Necrosis of Hip. J Clin Diagn Res, 2015, 9 (12): TC04-8.

4. Brown PJ, Mannava S, Seyler TM, et al. Multiple Small Diameter Drillings Increase Femoral Neck Stability Compared with Single Large Diameter Femoral Head Core Decompression Technique for Avascular Necrosis of the Femoral Head. Surg Technol Int, 2016, XXIX: 247-254.

5. Miao H, Ye D, Liang W, et al. Effect of Osteonecrosis Intervention Rod Versus Core Decompression Using Multiple Small Drill Holes on Early Stages of Necrosis of the Femoral Head: A Prospective Study on a Series of 60 Patients with a Minimum 1-Year-Follow-Up. Open Orthop J, 2015, 9: 179-184.

6. Mohanty SP, Singh KA, Kundangar R, et al.Management of non-traumatic avascular necrosis of the femoral head-a comparative analysis of the outcome of multiple small diameter drilling and core decompression with fibular grafting.Musculoskelet Surg, 2017, 101 (1): 59-66.

7. Yuan HF, Zhang J, Guo CA, et al. Clinical outcomes of osteonecrosis of the femoral head after autologous bone marrow stem cell implantation: a meta-analysis of seven case-control studies. Clinics (Sao Paulo), 2016, 71 (2): 110-113.

8. Papakostidis C, Tosounidis TH, Jones E, et al. The role of "cell therapy" in osteonecrosis of the femoral head. A systematic review of the literature and meta-analysis of 7 studies. Acta Orthop, 2016, 87 (1): 72-78.

中国医学临床百家

9. Fan L，Zhang C，Yu Z，et al. Transplantation of hypoxia preconditioned bone marrow mesenchymal stem cells enhances angiogenesis and osteogenesis in rabbit femoral head osteonecrosis. Bone，2015，81：544-553.

10. Wyles CC，Houdek MT，Crespo-Diaz RJ，et al. Adipose-derived Mesenchymal Stem Cells Are Phenotypically Superior for Regeneration in the Setting of Osteonecrosis of the Femoral Head. Clin Orthop Relat Res，2015，473（10）：3080-3090.

11. Wang XN，Yang QW，Du ZW，et al. Evaluation of the stability of reference genes in bone mesenchymal stem cells from patients with avascular necrosis of the femoral head. Genet Mol Res，2016，15（2）.

12. Ma XW，Cui DP，Zhao DW. Vascular endothelial growth factor/bone morphogenetic protein-2 bone marrow combined modification of the mesenchymal stem cells to repair the avascular necrosis of the femoral head. Int J Clin Exp Med，2015，8（9）：15528-15534.

13. Ünal MB，Cansu E，Parmaksızoğlu F，et al. Treatment of osteonecrosis of the femoral head with free vascularized fibular grafting：Results of 7.6-year follow-up. Acta Orthop Traumatol Turc，2016，50（5）：501-506.

14. Fontecha CG，Roca I，Barber I，et al. Femoral head bone viability after free vascularized fibular grafting for osteonecrosis：SPECT/CT study. Microsurgery，2016，36（7）：573-577.

15. Woodhouse AG，Drake ML，Lee GC，et al. Free vascularized fibular grafts for femoral head osteonecrosis：alternative technique utilizing a buttress plate for graft fixation. J Surg Orthop Adv，2015，24（2）：144-146.

（边焱焱　整理）

传统中药对早期股骨头坏死的治疗作用尚待商榷

中医，源于我国人民在长期生活实践中的医疗经验积累，在历史长河中对中华民族的繁衍昌盛做出了巨大贡献。其历经数千年传承、发展与改良，现如今仍然是我国医疗体系中不可或缺的一部分，为我国乃至世界人民健康事业发挥着重要的作用。

近些年来，随着现代医学特别是循证医学的发展，部分专家学者对传统中药的治疗作用提出了质疑，这也一定程度上反映了中医、西医学界长久以来在治疗理论与原则方面的分歧。本章在此不多做赘述，仅对传统中药治疗早期股骨头坏死方面的现状进行评价。

40. 中医对股骨头坏死的认知缺乏严格的一致性

在传统中医范畴中，并无股骨头坏死这一定义。但根据其发病部位、病因及证候特点，依据《灵枢经·刺节真邪》篇中的"虚邪之入于身也深，寒与热相搏，久则内著，寒胜其热，则骨痛而肉枯，热胜其寒，则烂肉腐肌为脓，内伤骨为骨蚀"和《素问·痿论篇》中的"肾者水脏也，今水不胜火，则骨枯而髓虚，故足不任身，发为骨痿"的描述，有人将其归属于"骨蚀""骨痿"的范畴。亦有人根据《灵枢经·刺节真邪》篇中"虚邪之中也，洒淅动形，起毫毛而动腠理，其入深，内搏与骨则为骨蚀"，以及《医林改错》中的"元气既虚，必不能达于血管，血管无气必停而瘀"，将该病归为"骨蚀""骨痹"范畴。为了区别骨痹、骨痿、骨蚀的概念，有研究认为早期坏死以气血不畅、瘀血为基本病机，此时病情较轻，属骨痹；坏死中期髓减骨枯、筋骨萎软，多有骨痿的表现；坏死晚期有股骨头塌陷、缺如等表现，此时病情较重，属骨蚀。

在病因方面，如今各方医家的认知不尽相同，各有侧重。表2总结了部分中医学者对股骨头坏死病因的观点。

综上所述，可以发现中医对股骨头坏死的辨证认知集中在虚、瘀、痰等方面，认为肝肾亏虚为其本，血瘀痰阻为其标。而在分型方面，《中药新药临床研究指导原则》将股骨头缺血性坏死分为筋脉瘀滞和肝肾亏损两型。《中医病证诊断疗效标准》则将股骨头缺血性坏死分为气滞血瘀型、风寒湿痹型、痰湿型、气血两虚型、肝肾不足型5种。但追究细节，也不难发现不同于西医有明确的诊断标准。中医对股骨头坏死的认知缺乏严格的一致性，不同医师辨证时的侧重点各有不同，这也进一步导致了治疗理念特别是用药的不同，最终得出的疗效各有不同，且很难通过疗效去逆向推导结果的差异性究竟归因于用药不同还是对病证的辨证差异。

表2 部分中医学者对股骨头坏死病因的观点

学者	观点
丁锷	肾虚，先天不足，筋骨不强；后天营养失调，肾气亏虚，筋骨失养 劳伤，反复劳伤，则导致股骨内的血管损伤 饮食因素，饮食膏粱厚味，导致湿热积聚，痰浊互结，阻塞经络，最终导致痰瘀互结
袁浩	肾阴亏损，先天不足，肾主骨生髓功能失司而发病 气滞血瘀，相当于创伤性股骨头坏死，外伤致经脉瘀阻，骨之脉络不畅，组织失却濡养而致坏死 肾阳亏虚，脉络瘀阻，主骨功能减弱 湿热浸淫，常见于激素引起的骨坏死，湿热内蕴与宿痰相搏，结于脉络
孙成榆	肾阴不足，精髓亏乏，髓减骨枯 肾阳不足，温煦失职，气血不达髓骨，骨失温养 外力所伤，骨断筋损，气滞血瘀，脉络瘀阻，骨失所养 气血不畅，瘀血内阻，血脉不通，瘀血不去，新血不生，骨缺血失养
郝贵华	肝肾亏虚，肾虚不能主骨，髓失所养；肝虚不能藏血，营卫失调，气血不能温煦濡养筋骨 正虚邪侵，体质素虚，外伤或感受风寒湿邪，脉络闭塞或嗜欲不节，饮酒过度，脉络张弛失调，血行受阻或素体虚弱，复感外伤，或体虚患病，用药不当等使骨髓受累 气滞血瘀，气滞则血行不畅；血瘀也可致气血受阻，营卫失调，脉络痹阻，闭塞不通，骨失所养
许建安	虚滞并存，气虚邪恋，湿化受阻而成痰，血行无力而致瘀；经络阻滞，痰湿聚积不化而发病，久病则气虚肾亏

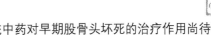

41. 针对股骨头坏死的常用中药方剂

股骨头坏死的辨证不同，相对应的中药选择也各有不同。值得注意的是，单纯中药治疗股骨头坏死多局限在早期，对于中晚期出现明显骨缺损的坏死阶段，多为中西医综合治疗，部分合并手术处理。

针对早期股骨头坏死的中药选择，可以分为中成药与中药方剂。然而由于治疗缺乏标准指南等，且部分中药的药性具有相似性，所以即使是同一辨证类型，在实际医疗实践中选用的中成药或者炮制方剂也会有明显不同。不同医疗机构，以及同一医疗机构中的不同医师在辨证相同的情况下，处方选择也可能有明显差异。

表 3 列举了小部分常见的用于股骨头坏死治疗的中成药及其作用机制。

表 3　部分中成药及其治疗骨股头坏死的作用机制

中成药	机制
通络生骨胶囊	活血健骨，化瘀止痛
伤科接骨片	活血化瘀，消肿止痛，舒筋壮骨
血府逐瘀口服液	活血祛瘀，行气止痛
仙灵骨葆胶囊	滋补肝肾，活血通络，强筋壮骨
知柏地黄丸	滋阴清热
云南白药胶囊	化瘀止血，活血止痛，解毒消肿

可以看到，上表列出的中成药的作用机制主要围绕中医辨证

中虚、瘀、痰等几点，但并没有严格对应股骨头坏死的中成药，具体药物选择遵循的是辨证与药性的匹配。

由于不同药材在药性方面既有差异性，也可能存在相似性，而且在具体配方时又分君臣佐使之别，所以不同医师治疗选择的差异性则进一步放大，对相似辨证疾病，方剂配制时的药味、药量和剂型也可能存在明显区别。追究历史，中医的方剂学起源历代医家对民间药方的收集整理，历代医学方剂著作能够流传至今的卷本均在具体医疗实践中发光发热，如先秦时期的《黄帝内经》、东汉的《伤寒杂病论》、唐朝的《千金要方》等，少有更新换代一说，不同方剂所覆盖的辨证表现具有部分的重复性，且缺乏大型临床试验去验证对比不同方剂组合对于特定疾病的疗效与不良反应，这也造成了不同医师在选择具体方剂时所依凭的参考信息会有所不同，最终开具的药方也就各有特点。这与西医追求治疗的规范性、标准性形成了鲜明对比。

42. 针对股骨头坏死的临床和动物实验仍缺乏说服力

近些年来，随着循证医学与基础理论研究的快速发展，传统中医在股骨头坏死领域的临床及基础研究数量也在与日俱增。在临床研究领域，相当多的文献表明中药在治疗股骨头坏死方面有较明确的疗效，其中不乏一些相对高质量的研究。如魏秋实等利用 FPS-R 评分、Harris 评分、SF-36 量表，并结合影像学表现，评估了特定中成药组合对气滞血瘀型、肾虚血瘀型、痰瘀蕴结型三类股骨头坏死的疼痛程度、关节功能、生存质量、塌陷进展的影响，并用 Cox 风险模型分析了预后因素对股骨头生存率的作用。赵德伟等通过对比血清碱性磷酸酶、血液流变指标、影像学检查及 Harris 评分的变化情况，对自研配方"韦氏活骨 I 号胶囊"治疗早中期股骨头缺血性坏死进行临床疗效评价。陈卫衡等采用前瞻、配对、对照试验设计方案，通过对比使用健脾活骨方治疗与髓芯减压术治疗的患者预后情况，评估了健脾活骨方对早中期非创伤性股骨头坏死治疗的有效性。但大量针对早期股骨头坏死的中医药临床研究由于研究本身的难度偏大以及样本量偏小、研究方法存在缺陷、随访时间偏短、病例纳入标准和评价标准不统一等，研究结论还难以令人信服。

在基础科研领域，近几年中医方面的最新科研成果也紧跟潮流，将研究重点深入到了细胞、分子、生化层面。但值得注意的是，近些年针对早中期股骨头坏死的中药实验研究多围绕激素性坏死，这可能与激素性坏死建模相对方便，而且容易控制样本一致性有关。最新的观点认为，中药治疗股骨头坏死特别是激素性坏死的机制，主要表现在促进骨形成、抑制骨破坏、调节脂质代谢、改善血液流变学状态、促进血管修复及再生、改善高凝状态及低纤溶状态、改善血管内皮细胞受损功能等方面。表 4 从骨代谢、脂质代谢、血液循环三方面列举了一小部分最新的研究成果。

表4 部分中药作用机制最新实验研究成果

作用环节	研究成果
骨代谢	生骨胶囊能够促进 BMP-2 的表达，诱导未分化的骨髓基质干细胞分化为成骨细胞
	淫羊藿提取液可降低激素引起的高血钙水平及提高血磷水平，从而促进骨代谢和钙磷沉积
	葛根素能够抑制激素诱导下的 BMSCs 成脂分化
脂质代谢	右归饮能够降低血清胆固醇、三酰甘油、低密度脂蛋白
	复方巴戟天合剂可改善因激素导致的血脂异常增高状态
血液循环	活络骨康丸能够改善激素性股骨头缺血性坏死患者血液流变学状态
	股密葆方能使血管内皮生长因子的表达增强
	补阳还五汤可有效抑制激素导致的低纤溶状态，改善高凝状态，从而有利于改善股骨头内血液循环

　　但值得注意的是，中药方面的基础动物实验也存在一些问题。譬如，若是遵循中药归经的理论，实验动物模型的经络是否与人一致？在经络有区别的假设下，其不同方剂的药效是否能继续沿用现有的药性分析模式仍有待商榷。且针对实验动物股骨头坏死模型的辨证分型是否能与人保持一致也没有定论。这些不确定性，为中药基础实验向临床应用的转化造成了极大的阻碍。但我们也不能否定这些基础研究的价值，随着生物化学分析技术的发展，中药中的有效成分也会得到进一步的挖掘，这些累积下来的基础研究成果也会为下一个"青蒿素"的诞生奠定了基础。

中国医学临床百家

43. 中西医结合治疗早期股骨头坏死的疗效尚待观察

如前所述，单纯中药治疗早期股骨头坏死由于其缺乏统一性，难以广泛普及。所以，关于中西医结合治疗该病的尝试也始终在进行。现代医疗技术配合经验方剂，理论上有优势互补的可能。部分临床试验也证实了其价值。张泽宇联合使用体外冲击波配合补肾通络汤治疗早期股骨头坏死，陈国庆等将大转子骨瓣移植与自配方剂内服相结合，颜程等联用髓芯减压术与通痹益肾汤，臧宇联用高压氧与自配方剂，均取得了优于单纯物理治疗或手术治疗的效果。不过这类临床试验同样存在试验样本偏小、随访时间短等问题，疗效有待进一步临床试验观察，且没有鉴定到严格意义上的适应证与禁忌证，暂不具备广泛普及应用的条件。

44. 用怀疑的眼光去正视中药对于早期股骨头坏死的价值

近些年来，随着越来越多高质量中医药研究的涌现，骨科学界也开始逐渐接受中药对于治疗股骨头坏死的价值。2015年的《股骨头坏死临床诊疗规范》认为"中医药防治股骨头坏死强调早诊早治和整体调节，根据中医证候遣方用药。以活血祛瘀为基本防治大法，辅以通络止痛、补肾健骨、健脾利湿等，根据患者的不同临床症候表现而选择具体的防治方法。对未塌陷无症状或有症状但未累及股骨头外侧柱的股骨头坏死可以使用中药，中药也可用于配合保髋手术，有助于提高保髋疗效"。2016 年的《成人股骨头坏死临床诊疗指南》也提到"以中医整体观为指导，遵循'动静结合、筋骨并重、内外兼治、医患合作'的基本原则，强调早期诊断、病证结合、早期规范治疗。对高危人群及早期无痛患者以活血化瘀为主、辅以祛痰化湿、补肾健骨等中药，具有促进坏死修复、预防塌陷的作用；对早期出现疼痛等症状的股骨头坏死，在保护性负重的基础上应用活血化瘀、利水化湿的中药，能缓解疼痛、改善关节功能；对中晚期股骨头坏死，应用活血化瘀、利水化湿中药配合外科修复手术，能提高保髋手术效果"。但是，虽然现有的专家共识以及指南都对中药治疗股骨头坏死持有积极的态度，如前所述，由于缺乏明确的诊疗指南与诊疗规范，在方剂选择方面，不同医师与单位的差异较大，难以全面系统地评估中药治疗的疗效。我们需要对此抱有怀疑的态度，但不能忽视中医治疗方面取得的成果，只能说中药对早期股骨头坏死的治疗作用有待后续的大型临床试验来明确。

参考文献

1. 魏秋实，何伟，方斌，等 . 中医药治疗股骨头坏死的疗效评价及适应证的初步探索 . 中华关节外科杂志（电子版），2013，7（3）：294-300.

2. 赵德伟，黄诗博，王本杰，等 . 应用韦氏活骨 I 号胶囊治疗早中期股骨头缺

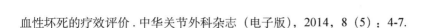

血性坏死的疗效评价.中华关节外科杂志（电子版），2014，8（5）：4-7.

3. 陈卫衡，周宇，何海军，等.健脾活骨方治疗早中期非创伤性股骨头坏死的前瞻性临床研究.中华关节外科杂志（电子版），2013，7（3）：287-293.

4. 何伟.科学看待中医药治疗非创伤性股骨头坏死.中华关节外科杂志（电子版），2013，7（3）：1-2.

5. 杨建伟，周临东，林清宇.中药治疗激素性股骨头缺血性坏死相关作用机制研究进展.上海中医药杂志，2016，50（5）：97-101.

6. 徐英杰，尹羽薇，肖正权，等.生骨胶囊对兔早期激素性股骨头坏死骨组织BMP-2、PPAR-γ表达影响的研究.中医药学报，2015，43（1）：19-22.

7. 孟东方，李慧英，阮志磊，等.淫羊藿对激素性股骨头坏死兔模型血钙血磷的影响.中医学报，2015，30（4）：545-547.

8. 齐振熙，张占勇，万甜，等.葛根素对激素诱导骨髓间充质干细胞PPARγmRNA和CEBPαmRNA表达的影响.福建中医药大学学报，2013，23（2）：21-24.

9. 宋才渊，沈兴潮，吕帅杰，等.右归饮治疗激素性股骨头坏死的研究.中华中医药杂志，2015，30（4）：1204-1207.

10. 马富强，白玉，黄金承，等.活络骨康丸对激素性股骨头坏死血液流变学的影响.中医临床研究，2013，5（20）：79-80.

11. 吉万波，刘冠虹，刘锦涛，等.股密葆方对大鼠激素性股骨头坏死血管修复影响的实验研究.中国骨质疏松杂志，2014，20（10）：1148-1153.

12. 曾荣香，徐志毅，雷凯君，等.补阳还五汤对激素性股骨头坏死大鼠血液流变学、凝血及纤溶的影响.中华中医药学刊，2012，30（8）：1852-1854.

13. 张泽宇 . 体外冲击波配合中药治疗早期股骨头坏死疗效观察 . 实用中医药杂志，2016，32（10）：998-999.

14. 陈国庆，杜斌，孙光权，等 . 大转子骨瓣移植联合中药内服治疗早中期股骨头坏死 . 中国中医骨伤科杂志，2016，24（5）：52-55.

15. 颜程，唐步顺，张小克，等 . 髓心减压植骨术联合通痹益肾汤治疗股骨头坏死的效果观察 . 中华中医药学刊，2015，33（5）：1252-1256.

16. 臧宇 . 高压氧联合中药治疗股骨头缺血性坏死临床探讨 . 当代临床医刊，2015，28（2）：1345.

17. 李子荣，王坤正，翁习生 . 股骨头坏死临床诊疗规范（2015 年版）. 中华关节外科杂志（电子版），2015，9（1）：97-100.

18. 赵德伟，胡永成 . 成人股骨头坏死临床诊疗指南（2016）. 中华骨科杂志，2016，36（15）：945-954.

（吴国梁 整理）

关节成形术是治疗晚期股骨头坏死非常有效的手段

　　股骨头坏死是股骨头静脉淤滞、动脉血供受损或中断，使骨细胞及骨髓成分部分死亡及发生随后的修复，继而引起骨组织坏死，导致股骨头结构改变及塌陷，引起髋关节疼痛及功能障碍的疾病。

　　我国股骨头坏死的患病率为平原农民 11.76/10000，城市居民 9.57/10000，工人 7.92 /10000，山区农民 6.29/10000，沿海渔民 5.53/10000。股骨头血管损伤导致骨髓细胞和骨细胞死亡，绝大多数未经治疗的股骨头坏死患者发展到了需要进行全髋关节置换的程度，85% 的有症状患者、67% 的无症状患者最终出现股骨头的塌陷，在股骨头塌陷之前主要采取保守治疗进行保髋，一旦发生塌陷主要采取股骨头置换手术。保髋治疗中，髓心减压术对早期的股骨头坏死患者有疗效，单纯使用自体骨髓间充质干细胞治疗较单独使用髓芯减压治疗更有效，联合使用髓芯减压治疗与自体骨髓单核细胞注射治疗临床效果更佳，可以增加股骨头的生存期，延缓实施关节成形术的时间。此外，低分子量肝素的使用可显著延缓 Ficat 和 Arlet 分期中 1 阶段、2 阶段的股骨头坏死进展。有研究者使用 rhBMP-2 用于猪模型，发现 rhBMP-2 对于预防股骨头坏死后的股骨头塌陷没有显著效果，认为唑来膦酸有效；但另外的研究者发现，唑来膦酸对于预防股骨头的塌陷无效，关于唑来膦酸预防股骨头塌陷的作用还有争议。对于大多数股骨头坏死患者，首选的治疗方案是保髋治疗，在这一方面，研究者进行了很多的探索，联合使用髓芯减压术和多孔钽棒植入术治疗已经发生股骨头塌陷的患者，发现临床效果很差，若将多孔钽棒换作与骨质成分更为相似的具有骨传导性的骨移植物填充头部，同样难以成功地治疗股骨头坏死。若在髓芯减压的基础上使用硫酸钙和磷酸钙的复合型骨植入物进行填充，在平均 9.69 个月的随访中，27 例髋关节中的 5 例（18.5%）进行了全髋关节的置换，其中 3 例发生在Ⅲc 期，占据Ⅲc 期的 37.5%；1 例发生在Ⅲb 期，占据Ⅲb 期的 50%；1 例发生在Ⅱc 期，占据Ⅱc 期的 20%。在术后的随访中，Harris 评分没有增加，针对Ⅲ期患者，髓芯减压术相对于关节置换术无效，而对于早期的Ⅰ期、Ⅱ期患者疗效较好。招募酒精性、特发性、激素型、创伤性的患者行髓芯减压术联合注射硫酸钙和磷酸钙治疗，患者 ARCO 处于Ⅱc、Ⅲa 期，5 年随访中，只有 10.5% 的患者股骨头没有发生进一步的塌陷。1990 年之前，全髋关节置换的预后很差，近些年来，随着材料方面的发展，新型陶瓷、高度交联聚乙烯轴承以及多孔固定界面的出现，THA 已经是一个非常安全、有效的治疗晚期股骨头坏死的方案。据最新的研究表明，当股骨头出现新月征或者塌陷时，THA 比任何的关节保护都更加有效，股骨头坏死患者施行 THA 的比例越来越高。据统计，1992 年股骨头坏死患者的 THA 实施率为 75%，2008 年时为 80%。分析研究表明，ARCO Ⅲ 期之前都可以进行保髋治疗，但目前不推荐特定的关节保存手术方案，髓芯减压术有效；对于 ARCO Ⅲ c 或Ⅳ阶段，不应进行髓芯减压，在可能的情况下应进行关节置换术。通过回顾分析 157 个评估不同治疗方式的研究报告得出，当股骨头塌陷＞2mm 或者出现继发性病变时，关节成形术是唯一有确切疗效的治疗方案。股骨头坏死的病因较多，对于不同的病因引起的坏死，预后可能不同。分开观察我们发现，急性重症呼吸窘迫综合征（SARS）患者激素冲击治疗引起的晚期股骨头坏死进行髋关节置换后临床效果优良。髋关节置换术对于外伤原因导致的股骨头坏死也非常有效，随访 2 年发现，其 Harris 评分与术前相比分值增加在 50 分左右。对于不同病因引起的股骨头坏死、Steinberg-Grade 四期、髋关节活动受限患者，行双侧 THA 术后 5个月，Harris 评分为 92 分，THA 显著提高了患者的生活质量。对于不同年龄阶段的股骨头坏死，其临床效果都十分的优异。对平均年龄为 28.3 岁（17～40 岁）、随访时间为 14.8 年（10.0～23.3年）的由同一名外科医师实施髋关节置换的 26 例患者，行

Kaplan-Meier 分析：人工关节 10 年存活率为 94%、15 年存活率为 87%、20 年存活率为 71%，可以在年轻患者中观察到优异的长期临床效果；在平均年龄为 43.5 岁、平均随访时间为 5.1 年的88 髋的患者群中发现，Ficat 与 Arlet 分期 60 例 4 期，28 例 3 期，在最后一次随访结束时，发现 Postel Merled' Aubigne 评分（PMA）平均分为 15.8 分，相较于术前的 PMA 8 分有明显的提高，髋臼植入物松动率为 3.4%、茎的松动率为 2.27%。而对于髋关节置换的术后效果，有研究回顾了 40 例患者，平均年龄为 49 岁，平均随访 31 个月，术后及最后一次随访的 Harris 评分与 VAS 评分显著高于术前，且最后一次随访的 Harris 分数明显高于术后 1 个月，差异有显著的统计学意义（$P < 0.05$）。非骨水泥型 THA 的16.4 年存活率为 96.6%。

参考文献

1. 赵德伟. 加强对股骨头缺血性坏死病理生理的认识. 中华关节外科杂志（电子版），2014，8（5）：560-562.

2. 赵德伟，杨磊，田丰德，等. 大连市潜水员股骨头坏死发病率的流行病学调查报告. 中华骨科杂志，2012，32（6）：521-525.

3. Zhao DW，Yu M，Hu K，et al. Prevalence of Nontraumatic Osteonecrosis of the Femoral Head and its Associated Risk Factors in the Chinese Population：Results from a Nationally Representative Survey. Chin Med J（Engl），2015，128（21）：2843-2850.

4. Scaglione M，Fabbri L，Celli F，et al. Hip replacement in femoral head

osteonecrosis：current concepts. Clin Cases Miner Bone Metab，2015，12（Suppl 1）：51-54.

5.Sen RK，Tripathy SK，Aggarwal S，et al. Early results of core decompression and autologous bone marrow mononuclear cells instillation in femoral head osteonecrosis：a randomized control study. J Arthroplasty，2012，27（5）：679-686.

6.Papakostidis C，Tosounidis TH，Jones E，et al. The role of "cell therapy" in osteonecrosis of the femoral head. A systematic review of the literature and meta-analysis of 7 studies. Acta Orthop，2016，87（1）：72-78.

7.Chotivichit A，Korwutthikulrangsri E，Auewarakul C，et al. Core decompression and concentrated autologous bone marrow injection for treatment of osteonecrosis of the femoral head. J Med Assoc Thai，2012，95 Suppl 9：S14-20.

8.Chotanaphuti T，Thongprasert S，Laoruengthana A. Low molecular weight heparin prevents the progression of precollapse osteonecrosis of the hip. J Med Assoc Thai，2013，96（10）：1326-1330.

9.Cheng TL，Murphy CM，Cantrill LC，et al . Local delivery of recombinant human bone morphogenetic proteins and bisphosphonate via sucrose acetate isobutyrate can prevent femoral head collapse in Legg-Calve-Perthes disease：a pilot study in pigs. Int Orthop，2014，38（7）：1527-1533.

10.Lee YK，Ha YC，Cho YJ，et al. Does Zoledronate Prevent Femoral Head Collapse from Osteonecrosis? A Prospective，Randomized，Open-Label，Multicenter Study. J Bone Joint Surg Am，2015，97（14）：1142-1148.

11. 刘敬锋，冯建民 . 多孔钽金属棒治疗早期股骨头无菌性坏死：应用与问题 .

中国组织工程研究，2013，17（52）：9062-9068.

12.Landgraeber S，Tran TN，Claßen T，et al. Geometric analysis of an expandable reamer for treatment of avascular necrosis of the femoral head. Arch Orthop Trauma Surg，2015，135（10）：1357-1362.

13.Landgraeber S，Theysohn JM，Classen T，et al. Advanced core decompression，a new treatment option of avascular necrosis of the femoral head--a first follow-up. J Tissue Eng Regen Med，2013，7（11）：893-900.

14.Kerimaa P，Väänänen M，Ojala R，et al. MRI-guidance in percutaneous core decompression of osteonecrosis of the femoral head. Eur Radiol，2016，26（4）：1180-1185.

15.Yu PA，Peng KT，Huang TW，et al. Injectable synthetic bone graft substitute combined with core decompression in the treatment of advanced osteonecrosis of the femoral head：A 5-year follow-up. Biomed J，2015，38（3）：257-261.

16.Issa K，Pivec R，Kapadia BH，et al. Osteonecrosis of the femoral head：the total hip replacement solution. Bone Joint J，2013，95-B（11 Suppl A）：46-50.

17.Johnson AJ，Mont MA，Tsao AK，et al. Treatment of femoral head osteonecrosis in the United States：16-year analysis of the Nationwide Inpatient Sample. Clin Orthop Relat Res，2014，472（2）：617-623.

18.Maus U，Roth A，Tingart M，et al. S3 Guideline. Part 3：Non-Traumatic Avascular Necrosis in Adults - Surgical Treatment of Atraumatic Avascular Femoral Head Necrosis in Adults. Z Orthop Unfall，2015，153（5）：498-507.

19.Tripathy SK，Goyal T，Sen RK. Management of femoral head osteonecrosis：

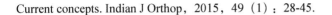

Current concepts. Indian J Orthop，2015，49（1）：28-45.

20. 邱南海，张文龙. 传染性非典型肺炎后股骨头坏死的病因及治疗. 中国组织工程研究，2013，17（30）：5525-5530.

21.Hyaoui HE，Khoumri H，Abouali H，et al. Clinical and radiological results of arthroplasty in avascular necrosis of the femoral head：A study of 88 cases. Annals of Physical and Rehabilitation Medicine，2015，58（1）：e35.

22.Luo Z，Shang X，Hu F，et al. Outcome analysis of total hip arthroplasty for traumatic avascular necrosis of femoral head. Zhonghua Yi Xue Za Zhi，2014，94（23）：1773-1776.

23.Chang JS，Han DJ，Park SK，et al. Cementless total hip arthroplasty in patients with osteonecrosis after kidney transplantation. J Arthroplasty，2013，28（5）：824-827.

（王英杰　李　涛　整理）

治疗股骨头坏死提高生活质量才是王道，年龄不是禁忌证

　　虽然股骨头坏死的治疗方法多种多样，但归根结底我们的目的还是在于提高患者的生活质量。许多患者前来就诊时多诉髋关节疼痛、关节活动受限等，可见患者的生活质量一般都会受到巨大影响。这些影响不仅体现在日常生活中，如剧烈的疼痛、行走受限、攀爬楼梯困难、坐立不安、长期卧床等，使患者失去了许多生理功能；还体现在工作中，如工作时间缩短、工作种类受限，一些需要耗费体力的剧烈运动就不再适合股骨头坏死的患者，而一些安静的、运动量不多的工作显得更为合适；甚至还体现在患者的性生活中：由于髋关节的疼痛或者活动受限导致患者无法正常的进行性行为，从而造成其心理上的负担，形成强烈的愧疚感，严重影响了正常的生活。以上这些影响都使股骨头坏死成为折磨患者的一大疾病，"正确治疗股骨头坏死、帮助患者提高生活质量"就成了医务工作者的当务之急。在本章节中，我们

将会围绕患者的生活质量这一话题，从"如何评价生活质量""如何选择治疗方式"及"如何使用辅助治疗来帮助患者更好地恢复"这三方面来展开讨论，让大家更清晰地了解股骨头坏死这一疾病。

45. 使用量表来评价股骨头坏死患者的生活质量

我们治疗股骨头坏死的目的是提高患者的生活质量，在经过正确的治疗后，患者的髋关节功能及生活质量都能得到不同程度的改善，比如疼痛可以得到一定缓解，行走及活动变得更为轻松等。那么如何才能评价和对比患者在生活质量上的变化呢？在这里我们提倡使用量表来量化这些项目，从而能够更方便地比较治疗前后患者的变化程度，对患者的情况一目了然。

（1）髋关节的评分标准：对于髋关节的功能评价，存在许多标准，常用的有 Iowa 髋关节评分、Harris 髋关节评分系统、Charnley 评分系统、Mayo 评分以及由我国提出的分项百分制髋评分。虽然对于髋关节的评分标准很多，但在国内最为常用的还是 Harris 评分（Harris hip score，HHS）。HHS 具有有效性和合理性，并且经常被作为"金标准"来使用，目前被广大医师和专业健康机构所使用。HHS 总体可以分为 4 部分，分别是疼痛评分、功能评分、关节活动度评分和肢体畸形评分。疼痛评分和功能评分属于患者自评项目，关节活动度评分和肢体畸形评分属于临床医师评分项目。如果没有临床医师指导而导致无法完成关节活动度评分和肢体畸形评分，也可以使用修改后的 Harris 评分表。改良 Harris 髋关节评分（mHHS）删除了临床医师的评分项目，所以患者可自行完成表格的自评。Edwards 等通过研究指出修改后的 Harris 评分和 Harris 评分在临床意义上并没有显著的差异，所以 mHHS 也同样可以作为准确的评分工具来使用。HHS 的结果分为 4 个等级，分别是极好（≥ 90 分）、好（80 ～ 89 分）、一般（70 ～ 79 分）和差（＜ 69 分）。对股骨头坏死患者在治疗后应进行定期的随访，如果治疗后的 Harris 评分比治疗前有所提升且处于令人满意的水平（≥ 80 分），那么说明该治疗取得了一定的效果。

（2）生活质量的评分标准：除了对关节功能的评价之外，我们还可以对患者的整体生活质量进行评估。生活质量（quality of life，QOL）是由 WHO 提倡的健康新概念，是指人们在躯体上、精神上及社会生活中处于一种完好的状态，而不仅仅是没有患病和衰弱。目前常用的 QOL 评分量表包括欧洲常用的 EuroQol 健康指数量表（EQ5D）、北美常用的 SF-36 评分以及由 WHO 提出的世界卫生组织生活质量测定简表（WHOQOL-BREF）等，其中 SF-36 是目前国际上包括中国在内运用较为广泛的一种量表。该量表分为 8 个维度，分别是躯体功能（physical functioning，PF）、社会功能（social functioning，SF）、生理职能（role-physical，RP）、躯体疼痛（bodily pain，BP）、精神健康（mental health，MH）、情感职能（role-emotional，RE）、活力（vitality，VT）及总体健康（general health，GH）。其中 PF、RP、BP、GH 反映了患者的生理内容，SF、RE、MH、VT 反映了患者的心理内容。以这 8 个维度为基础设计出 36 个条目，其中第 2 个条目是自我对健康状况改变的评价，用于评价过去 1 年内健康状况的总体变化情况，不包括在这 8 个维度里；剩余的 35 个条目均可参与评分。评分细则具体为：PF 对应条目 3，RP 对应条目 4，BP 对应条目 7 和 8，GH 对应条目 1 和 11，VT 对应条目 9.1、9.5、9.7、9.9，SF 对应条目 6 和 10，RE 对应条目 5，MH 对应条目 9.2、9.3、9.4、9.6、9.8。该项最终得分＝[（该项得分－该项可能得到的最低分）/（该项可能得到的最高分－该项可能得到的最低分）]×100。最后总分越高则说明患者生活质量越高。有学者指出因为不同的疾病对生命质量的影响程度不同，同一疾病对相关的 8 个维度的影响程度也不相同，所以在运用 SF-36 时应注意不同疾病的特点，在给予治疗时应有所侧重。

以上所列举的 Harris 评分和 SF-36 评分可以把患者的髋关节状态和生活质量进行量化，方便疗效的观察和对比，是我们对股骨头坏死进行评价的基础，是我们提高患者生活质量的"第一步"。

46. 对股骨头坏死的患者采取正确的、合适的治疗方式是改善患者生活质量的关键

对股骨头坏死患者在选择合适的治疗方案时，医师应综合

考虑患者的分期、分型、坏死体积、关节功能等因素来进行选择，其中年龄因素也是影响决策的重要一环。青壮年患者活动量较大，应选择既能保留股骨头又不会对将来的人工关节置换术造成不利影响的治疗方案，一般建议采用髓芯减压术或自体骨移植术。若中年患者处于较早期阶段（无塌陷），应尽最大努力保留股骨头，也推荐采用髓芯减压术或骨移植术；若处于中晚期，则应结合患者意愿及技术条件选择保留股骨头的手术方式还是人工关节置换术。老年患者建议行人工全髋关节置换术，对大于75岁的患者应视原日常活动状况、髋部骨质情况、寿命长短的预期等因素而定。如果按照不同的分期来选择手术方式，那么推荐的术式选择如表5所示。

表5　不同分期推荐的手术方式

ARCO 分期	推荐的手术方式
1、2a、2b	髓芯减压术
2c	截骨术
3a、3b、3c	带血运自体骨移植术
3b、3c、4	人工关节置换术

①髓芯减压术对早、中期 ONFH 患者有较大优点，因为髓芯减压术是一种微创手术，能够避免对患者关节囊的破坏，从而保留患者股骨头的自身血液运输，此外还能保留股骨头的力学稳定性，对术后患者的恢复有重要意义。经研究发现，髓芯减压术

对早期股骨头坏死的治疗有着较好的疗效，患者的术后 VAS 评分、Harris 评分有显著的提升，治疗成功率相对于保守治疗也有明显提高，是治疗早期股骨头坏死的有效手段。②截骨术的目的是将坏死区域移出股骨头负重区。Ito 等对进行截骨术的患者进行了长时间（平均 18.1 年）的随访观察，发现大部分患者的 Harris 评分都能达到令人满意的程度（＞ 80 分），并且很少出现股骨头塌陷及关节间隙狭窄等病情进展的情况，可见截骨术对股骨头坏死的治疗也有良好的效果。③带血运自体骨移植术分为髋周骨瓣移植及腓骨移植。髋周骨瓣移植手术特点为创伤小、疗效确切、手术方法容易掌握；腓骨移植特点为腓骨作为坚质骨可以为软骨下骨提供结构性支撑，可防止骨小梁骨折及股骨头塌陷，为股骨头再血管化提供较好的环境。相关文献报道，腓骨移植治疗对患者的疼痛评分、Harris 评分以及影像学评估均有显著改善，但术后并发症较多，包括深静脉血栓、姆趾趾间关节伸直功能受限、腓神经麻痹、术后感染等，需要引起重视。④人工关节置换术适用于股骨头塌陷较重、出现关节功能严重丧失或中度以上疼痛的患者。有文献指出，人工关节置换术对改善患者的 Harris 评分效果显著，具有推广使用的价值。

正如前文所提到的，股骨头坏死的分期是我们选择治疗方式的重要依据，但同时年龄因素也应该是我们需要考虑的因素之一。在一些人的印象中始终存留着"髋关节置换术不适用于年轻人"等类似的观点。虽然一般来说对于中年、青年患者我们倾向选择保髋治疗，而对于老年患者我们则建议行髋关节置换术，但这些都不是绝对的。在选择手术方式时，我们应具体问题具体分析，并且要始终强调患者的"生活质量"这个概念，要牢记任何治疗都是为了提高患者的生活质量，对于改善患者生活质量没有明显帮助的治疗，我们是不推荐使用的。举个例子来进行说明：一个中年患者被诊断为股骨头坏死，分期是 ARCO 3 期的早期，影像学上并没有出现明显的股骨头塌陷，也没有关节间隙狭窄、关节破坏等表现，按理来说这个时候是不应该考虑髋关节置换术的，而应该行保髋治疗，但如果该患者在临床症状上出现剧烈的疼痛以及关节活动明显受限，并伴有日常生活能力大幅下降，体现为走路困难、长期卧床等时，那么我们就必须考虑到保髋治疗可能对改善患者生活质量的作用并不是那么的显著，患者可能在接受保髋治疗后恢复缓慢，依然处于长期卧床的状态，这个时候我们就可以考虑"一步到位"，直接对该患者行髋关节置换，这样能有较大的把握提高患者的生活质量，从而改善患者的生活状态。再比如，一位老年患者，ARCO 分期为 4 期，影像学上已经可见股骨头的明显塌陷，关节间隙也出现狭窄，按标准来说应该给该患者进行髋关节置换术，但如果该患者的临床症状不是特别明显，没有出现剧烈的疼痛，对日常生活的影响也不显著，患者还可以进行适当的步行、爬楼梯等活动，生活质量尚可，那么我们也可以考虑不进行髋关节置换术，而行其他治疗，因为髋关节置换术可能对提高患者的生活质量的收益不是特别明显。由此可见，手术方式的选择并不是单单取决于分期、年龄等因素，它不是一成不变的教条，而是要依赖于患者的生活质量来进行判断的。

由于对股骨头坏死的患者进行手术治疗需要花费不少金钱，所以一些患者可能会担心手术给自己带来不小的经济压力，从而降低自己的生活质量。这里我们还是拿髋关节置换术来举个例子：现在行单侧全髋关节置换术平均需要花费约 5 万元人民币，而人工关节的平均使用寿命是 20 年。如果把 5 万元均摊到 20 年里，那么每天只需要花费约 7 元，这应该是在大部分患者的承受能力之内的。所以进行手术治疗并不会给患者带来难以承受的巨大经济负担，让患者充分了解到这一点也可以缓解患者的心理压力。

大部分老年患者由于随着年龄的增加，全身各系统、器官功能逐渐减退，对麻醉和手术的耐受性下降，加之合并症（冠心病、高血压、糖尿病、慢性肺部疾病、肝肾功能异常、贫血等）的存在，更增加了手术的危险性，其中术后并发症（感染、肺栓塞等）更是需要特别留意。可见在对老年患者行手术治疗时会有较大的风险，尤其是像髋关节置换术等较大型的手术。一般来说，老年患者行髋关节置换术的禁忌证包括：①身体有急慢性感染灶者；②局部骨量不足，不能适应假体固定者；③有严重基础疾病且内科及相关科室大夫会诊后不同意手术者；④身体状况不佳不能耐受手术者。所以我们强调在行髋关节置换术前需要仔细检查，排除禁忌证，并且尽量让患者在术前经过调养与准备而达到一个良好的状态，各种基础疾病也能得到较好的控制，在经过多科会诊及评估后认为能够进行手术，那么就可以有效降低术后并发症的发生概率，从而帮助患者平稳地度过围手术期。

综上所述，对于不同的患者，我们应根据他们的分期、年龄、临床表现、生活质量等因素来决定相应的手术方式，而不能单一地、片面地看待问题。对于那些相对年轻的患者，只要生活质量不满意，即使影像学上没有行髋关节置换术的指征，为了有效提高其生活质量，我们也可以考虑行髋关节置换治疗。对于老年患者，如果生活质量尚可，即使股骨头坏死的分期已经到了晚期，也可以暂缓关节置换的治疗，应密切随访观察病情变化。如果到了必须行髋关节置换术的阶段，那么只要做好围术期的相关准备，积极预防并发症，一般情况下患者都能有一个良好的预后。所以我们再次强调："任何治疗的目的都是为了提高患者的生活质量，手术方式应该在综合各方面因素后再行决定，年龄不是手术的禁忌证！"

47. 要善于用辅助治疗提高股骨头坏死患者的生活质量

目前手术是治疗股骨头坏死的主要方法，要想提高患者的生活质量，除了合适的治疗之外，还需要其他一些辅助方法来帮助患者更好更快地恢复健康。其中综合护理干预和心理治疗干预是有效的手段，能帮助患者在手术治疗后更好地提升生活质量。

（1）综合护理干预：综合护理干预可以分为术前护理、术前训练以及术后护理。术前护理包括积极完善术前相关检查，并做好术前预防感染的相关工作。术前训练包括在医护人员的指导下完成在床上的排尿、排便训练和相关肌肉的功能锻炼。术后护理相对来说比较重要，包括卧位护理、疼痛护理、功能锻炼指导和预防并发症。

①卧位护理是指让患者术后处于去枕平卧位，24小时内尽量少活动，患肢下可以垫软枕或气垫，并保持20°角外展中立位，防止髋关节的内收外旋以及脱位。手术当日患者可以在医护人员的协助下向患侧翻身15°～20°；术后第1天可取半坐卧位，床头可适当抬高30°～50°；术后第2至第3天可翻身侧卧；向患侧翻身时伸直患侧髋关节并保持旋转中立位，向健侧翻身时患侧髋关节伸直，健侧略弯曲，两腿间垫软枕，防止患肢过度内收导致假体脱位。

②疼痛护理是指帮助患者在手术麻醉效果消退后度过疼痛期，这时可协助患者做放松运动，或者通过听音乐、看电视等方式转移患者注意力，缓解疼痛；不能耐受剧烈疼痛者应给予镇痛剂，防止疼痛引起血管过度收缩痉挛导致患侧血供不良。

③术后的功能锻炼也非常重要，包括术后第1天让患肢足趾进行屈伸运动，促进血液循；第2天可让患肢趾关节、踝关节及下肢进行适当运动，以防止肌肉萎缩，但注意不能负重，也不能

坐矮凳子，还要避免盘腿而坐。术后第 1 周，除继续上述的锻炼外，取仰卧位，髋关节外展 20°～30° 缓慢屈膝，足跟滑向臀部，使髋关节屈曲小于 90°，此时应注意防止髋关节的内收、内旋。术后第 2 周，可在床上进行抬腿训练：抬高患肢，屈髋屈膝 90°，再放平患肢，此动作反复，每日约 200 次为宜。此后根据 X 线等复查结果确定是否可下床行走，行走时可借助康复仪器或拐杖，并在医护人员指导和帮助下进行。一般术后 3 个月可进行逐步负重练习，具体步骤为：用双拐做站立位训练，患肢不负重，以健侧下肢及双拐支撑身体，患侧下肢悬空前后左右摆动。2 周后行双拐不负重行走训练；术后 6 个月扶双拐部分负重行走，并可行立位抬腿法进行锻炼。9 个月后单拐步行。1 年后若影像学检查提示股骨头修复良好，则可弃拐步行。

④股骨头坏死患者手术后常见并发症有术后感染、关节脱位、静脉血栓及压疮。为了预防感染，应保持切口清洁干燥，换药时一定要遵循无菌原则；同时鼓励患者多咳嗽、咳痰，必要时行雾化吸入治疗，促进痰液咳出，预防肺部感染。预防关节脱位需要做到侧卧时屈髋屈膝，护理操作时需将整个关节托起，避免髋关节受到牵拉。预防静脉血栓则要求经常观察患肢皮肤颜色、周围静脉充盈度及温度，发现异常情况时可行超声检查以帮助诊断。此外应保持床单整洁，定时改变患者体位，并按摩受压部位，可以有效预防压疮的发生。

（2）心理治疗干预：许多患者对股骨头坏死存在恐惧心理，

因为他们认为股骨头坏死是无法治愈的，是一种特殊的"癌症"，虽然很少危及生命安全，但会纠缠他们一辈子，让他们变成"残疾人"，从而失去正常人的生活。如今对患者的治疗，已经要求医师不单单关注患者生理方面的需求，同时也要关注患者的心理健康及维持患者的社会职能，所以对股骨头坏死患者的心理治疗也是不容忽视的。

心理治疗干预作为一种辅助治疗的方式，被认为能有效地提高患者的生活质量，改善患者预后。其中主要的干预方式包括健康教育、认知疗法和支持疗法。熟练灵活地运用这些方法能让医护人员更好地和患者沟通，帮助患者早日康复。

①健康教育：造成患者对股骨头坏死抱有恐惧心理的最大原因就是其对该病的认识不够充分，因此对患者进行相关的医学教育就显得十分必要。医师应该对患者进行相关的知识普及，让患者对该病有一个大致正确的、较为清晰的认识，并能对自己的未来有一个比较准确的预期。如果条件允许，还可以制作相关的小册子进行科普性质的宣传教育，并定期举办讲座，实现患者和医师的零距离沟通，让医师来解答患者心中的疑问，不仅能起到消除患者内心疑虑与担忧的效果，还可以对股骨头坏死进行有效的预防。此外，如果能让家属参与进来，则更容易消除患者的偏见，让患者知道自己没有被歧视。同时可以鼓励患者说出自己对疾病的看法，一方面可以促进医患沟通，从而使患者能够积极主动地配合治疗和护理；另一方面也可以排解患者内心的压抑，使

其倾诉内心的苦闷，达到缓解心理压力的目的。

②认知疗法：这是一种通过认知行为技术来改变患者不良认知的心理治疗方法。主要是改变患者内心的"术后不一定能站起来了""再也好不了了"等思维，纠正不合理的认知，通过讲道理、举例子等方法使他们正确认识股骨头坏死，同时意识到负性情绪对疾病的康复和治疗是不利的，教会患者改善焦虑、抑郁负性情绪的心理应对知识和应对技巧，从而提高治疗效果，改善患者的生存质量。

③支持疗法：是以心理支持为主，通过对术后患者进行精神的安慰、鼓励、同情、说服、支持、保证、劝解、疏导的方式来帮助和指导患者分析当前所面临的问题，使其能正确面对各种困难或心理压力，度过心理危机，促使患者更好地适应环境。

患者的心理健康是生活质量的重要组成部分，因此患者的心理治疗绝不是一个可以被忽视的部分，它值得所有医师的关注。

在本章节中，我们围绕"患者的生活质量"这一主题进行了讨论。首先我们应该明确任何治疗的目的都是为了提高患者的生活质量，而使用 Harris 评分和 SF-36 评分能帮助我们对生活质量进行量化，从而有利于生活质量的观察和对比。其次在选择治疗方式时，我们应综合考虑患者的分期、年龄、临床症状、生活质量等因素，即使年轻的非晚期患者，如果生活质量不佳，那么类似于髋关节置换术等晚期治疗手段也并非完全不能考虑，即年龄并不是手术的禁忌证。术后的综合护理干预及心理治疗干预则可以帮助患者在术后更顺利地康复，从而更快地提高患者的生活质量。

参考文献

1. Singh JA，Schleck C，Harmsen S，et al. Clinically important improvement thresholds for Harris Hip Score and its ability to predict revision risk after primary total hip arthroplasty. BMC Musculoskelet Disord，2016，17：256.

2. Edwards PK，Queen RM，Butler RJ，et al. Are Range of Motion Measurements Needed When Calculating the Harris Hip Score? J Arthroplasty，2016，31（4）：815-819.

3. 赵德伟，胡永成. 成人股骨头坏死临床诊疗指南（2016）. 中华骨科杂志，2016，36（15）：945-954.

4. 邓海林，赵劲民，苏伟，等. 髓芯减压术、保守治疗对股骨头坏死治疗的Meta分析. 广西医科大学学报，2013，30（3）：395-397.

5. 刘珍，李立勋，乔义岭，等. 髓芯减压术治疗早中期股骨头坏死效果观察. 河北医药，2016，38（7）：1062-1064.

6. Ito H，Tanino H，Yamanaka Y，et al. Long-term results of conventional varus half-wedge proximal femoral osteotomy for the treatment of osteonecrosis of the femoral head. J Bone Joint Surg Br，2012，94（3）：308-314.

7. 薛锋，张长青，柴雷子，等. 吻合血管游离腓骨移植治疗股骨头坏死的系统回顾. 中国骨与关节损伤杂志，2014，29（4）：322-324.

8. 田雷，王坤正，党晓谦，等. 吻合血管游离腓骨移植治疗股骨头坏死的中期及远期疗效评估. 中华关节外科杂志（电子版），2012，6（6）：34-38.

9. 李俊清，滕建银，龙家凯. 髋关节置换治疗老年患者股骨颈骨折与股骨头坏死的研究. 世界临床医学，2016，10（7）：59.

10. 曾德华，何小进. 髋关节置换治疗老年人股骨颈骨折和股骨头坏死的临床分析. 中国医师进修杂志，2012，35（s1）：78-79.

11. 王家明，李江，罗向东，等. 髋关节置换治疗晚期股骨头坏死的研究. 大理大学学报，2016，1（10）：46-49.

12. 周振辉. 人工髋关节置换手术 50 例临床观察. 中国医药导刊，2011，13（8）：1333-1334.

13. 刘品. 中西医结合护理模式对提高股骨头坏死患者术后生存质量的影响. 中西医结合心血管病杂志，2015，3（32）：171-173.

14. 曾忠华，喻爱喜，余国荣，等. 康复治疗对股骨头坏死术后患者功能恢复的影响. 中国康复，2005，20：349-50.

15. 杨威，杨艳杰，杨秀贤，等. 综合心理干预对股骨头坏死置换术后病人生活质量的影响及干预研究. 护理研究，2015，29（1A）：36-40.

（马　琦　整理）

全髋关节置换术治疗股骨头坏死

48. 国际骨循环学会分期为Ⅲ期及以上是全髋关节置换术治疗股骨头坏死的适应证

对于已经证实有软骨骨折、股骨头塌陷，并有多种临床症状的患者，不论是否采取过保守治疗，按国际骨循环学会（ARCO）分期Ⅲ期甚至更高，建议行人工全髋关节置换（total hip arthroplasty，THA）为佳，而且以使用生物型固定假体为宜。在髋关节置换手术方式的选择上，考虑到患者往往较为年轻，THA要比人工股骨头置换（femoral head replacement）效果持久。髋关节表面置换（hip resurfacing）的长期疗效仍有待研究，所以对于终末期股骨头坏死（ONFH）患者，推荐行生物型全髋关节置换。

49. 髋关节活动性感染是股骨头坏死进行全髋关节置换的绝对禁忌证

髋关节活动性感染是股骨头坏死进行全髋关节置换的绝对禁忌，相对禁忌包括对于那些尚未塌陷并且可能通过采用创伤更小的保守治疗的坏死股骨头。人工全髋关节置换是一种预期良好的治疗股骨头坏死的方案，但是人工全髋关节目前尚没有 40 年及以上的成功率报道，对于年轻患者，仍可能出现置换失败甚至反复置换失败，因此应和患者及其家属充分沟通，告知各种可能性，并让他们参与到治疗方案制定的全过程中。

50. 对于股骨头坏死终末期的患者，非骨水泥型人工全髋关节置换的治疗预后最佳

关于股骨头坏死的全髋关节置换，在阅读时应该和股骨头坏死手术指征的内容联系起来，这些内容描述了各种股骨头坏死非髋关节置换的治疗方案。对于年轻的患者，各种方案都应该被纳入考虑之列，但是我们认为对于股骨头坏死终末期的患者，生物型人工全髋关节置换的治疗预后最佳。替代全髋关节置换的手术方式包括半髋关节置换（单极头或双极头）、全髋关节置换。股骨头坏死是关于股骨头的疾病，因此容易把关注点都放在 THA 患者的股骨侧。然而大量的研究表明，股骨头表面塌陷的患者（Ⅳ期或更高）髋臼侧软骨很少有正常的，临床经验提示半髋关

节置换或髋关节表面置换与 THA 相比在耐久性及功能方面都显逊色。

最早开展 THA 时，对生物型 THA 的治疗存有疑虑。近年来研究结果显示，年轻患者生物型髋臼生存率看起来和其他疾病情况相仿，这提示生物型假体的使用限制更多的是手术技术而非疾病本身。近年来在手术入路和摩擦界面方面的研究将重点集中于这些缺陷。由于技术、假体的改进，THA 得以成为对大多数患者来说一个较好的治疗选择。

影响 THA 的因素主要是股骨近端的质量（能否达到初始匹配和稳定）和髋臼的情况。

股骨头坏死可能导致股骨近端几何形态发生变化。股骨头坏死的患者可能是伴有系统性红斑狼疮的女性，也可能是大量饮酒的男性，因此股骨近端的几何形态可能差别较大，虽然骨水泥型和生物型股骨柄假体都已经用于治疗，但是，无论是股骨柄还是髋臼假体，生物型假体都能提供一个固定更持久的假体界面。近期的研究将 6190 例 ONFH 与 26 962 例骨关节炎（osteoarthritis，OA）病例行 THA 手术效果进行比较显示，两者之间的临床效果及围手术期并发症并没有差异。

51. 显露清楚股骨近端对于预防、识别和处理围手术期骨折非常重要

对于初次 THA 置换的患者，笔者习惯行后外侧入路。因为

这种入路可以提供极好的手术视野，可清楚地看到近端股骨。股骨近端是容易出现几何变异和骨折的区域，术中尤其需要显露近干骺端张开处外侧的骨皮质。干骺端张开处骨内膜增厚给近端压配假体及近端器械的放置增加了难度，而且内翻位强行放置假体时有可能发生骨折，显露清楚这一区域对于预防、识别和处理围术期骨折非常重要。

（1）显露：切口的中心应选择在大粗隆上，然后向头侧及尾侧充分延长，以提供一个足够的视野。牵开臀中肌后缘，可见梨状肌，然后找到臀小肌，并在臀小肌和梨状肌间走行。将臀小肌和关节囊分离后，用牵开器放置在浅面，用电刀从大粗隆后方切断梨状肌和短外旋肌群并标记（利于后方稳定结构重建），尽可能保留肌肉长度以便于修复。为了便于进一步显露，可以切断股方肌甚至臀大肌下方止点（常规不切断臀大肌股骨侧止点）。术中需清楚显露小粗隆，以便辅助确定截骨的位置。在股骨颈浅面切开关节囊并做梯形关节囊和短外旋肌软组织瓣，以备后期修复，注意不需要将关节囊和短旋肌群分离。髋关节行屈曲、内收、内旋，使股骨头脱位，充分显露股骨头。测量股骨颈截骨平面，截去股骨头及部分股骨颈，去除病变的股骨头。之前有是否行带血管或不带血管腓骨移植对股骨头截骨并不会造成很大影响，可能存在骨质硬化。

（2）骨准备：对于股骨头塌陷早期的患者，髋臼侧通常不伴有畸形，所以可行常规骨准备。然而，在某些病例中，若伴有严重的滑膜炎，可能导致骨量严重减少，髋臼侧骨质可能相当疏松，髋臼挫去除软骨时，需警惕松质骨去除过多，伤及髋臼后侧壁和内侧壁。

在髋臼周围放置拉钩，将股骨拉向前方，当髋臼盂唇切除后，笔者通常习惯在用大号的刮匙刮除残留的关节软骨。电凝切除髋臼及卵圆窝附着的软组织，并移向髋臼横韧带外侧；股骨头坏死病例通常存在髋臼周围软组织炎性增生，滑膜组织切除过程中，可能出血很明显。必要时，可切除部分髋臼横韧带以利于髋臼显露（图11），按照常规方法依次挫磨骨性髋臼，植入生物型髋臼假体和臼杯。

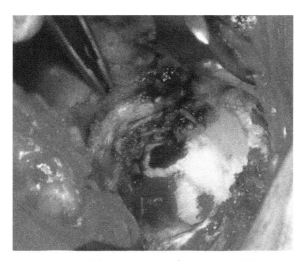

图11　显露髋臼盂唇及卵圆窝（彩图见彩插1）

股骨侧的骨准备主要与所用器械的特点有关。除少数情况外，与骨关节炎病例没有明显区别。这些例外情况包括：①前一次手术改变了股骨髓腔的形态；②髓腔几何形态变异，包括干骺端股骨干不匹配。这将可能影响假体的选择，笔者更倾向于采用近端固定的假体，因此更需要注意近端髓腔的磨锉和假体的压配及放置。如果选用全涂层远端固定假体，则采用常规手术技术。

（3）植入假体：确保干骺端、骨干交界处外侧张开的部位骨质没有增厚，然后按照常规方法放置近端固定涂层假体，必须确保生物型假体的初始稳定性。

（4）闭合切口：采用后外侧入路，解剖修复关节囊和短外旋肌群是很重要的，笔者通常采用2号不可吸收非编织线缝合后方和下侧关节囊，在大粗隆后方钻孔，固定浅层和深层的外旋肌群，这种缝合方法可以使髋部保持外旋，然后进行常规皮下皮肤的缝合（图12）。

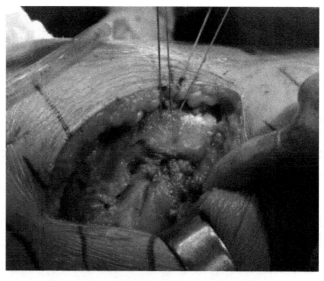

图12　后方结构重建示意图（彩图见彩插2）

（5）术后康复：笔者要求无论在哪个年龄段，患者是采用骨水泥还是非骨水泥假体，术后立即负重需要双拐辅助。尽管一些年轻患者可能可以短期独立步行，但是大多数患者需要 4 ～ 6 周时间在双拐辅助下行走。需要教育患者将患髋限制在适当的体位，并要求患者进行肌肉强度的训练。

52. 全髋关节置换需要避免操作失误和并发症的发生

全髋置换患者可能出现髋臼位置不良或者髋臼被过度锉磨。假体位置不良通常和髋臼暴露不良有关，髋臼周围肌肉紧张，术野暴露不好，给术者放置假体造成了困难。髋臼侧骨质过度锉磨主要与炎症、出血以及局部的骨质疏松有关。为了避免过度锉磨，笔者习惯将软骨去除显露软骨下骨，然后锉磨软骨下骨板，通常留下松质骨和软骨下骨层作为髋臼杯假体的支撑。

既往行髓心减压、减压并打压植骨和自体腓骨移植骨术的患者可能会出现骨内膜增厚。股骨侧开髓时为适于近端状态，一般易于施加内翻粒进行开髓和扩髓，这可能导致内侧股骨颈骨折，有时甚至可能出现小粗隆下骨折。

为了避免内翻，如果有必要，为了确定外侧开髓和扩髓位置，笔者会使用弧形锉刀。如果先前已经做过腓骨移植，手术中有可能会用到这些特殊器械。当用扩髓器时，笔者会非常小心地避免外侧皮质被损伤，术前评估对确定髓腔内的植骨量及正确放置假体非常重要。如果以前股骨外侧皮质曾经进行开孔或开窗，近端压配的大号假体或是设计为内外侧匹配的楔形柄假体可能会破坏股骨外侧皮质。

如果曾经进行过截骨，可能需要考虑组配式假体（如S-ROM，Depuy 公司，美国）（图 13）。这些设备可以去除骨硬化，并帮助把假体放置于适当位置且不必再进行重复截骨。这些设备还可以通过不同的组配方式调整偏距、旋转和下肢长度不等等畸形，以避免再次行截骨。

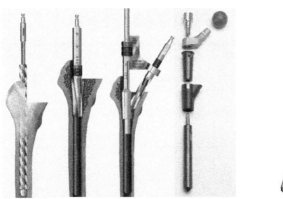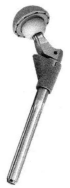

（图片来源：https：//emea.depuysynthes.com/hcp/hip/products/qs/s-rom-modular-hip-system-emea）

图 13　组配式假体（彩图见彩插 3）

早期在使用生物型假体行 THA 治疗股骨头坏死时，干骺端-骨干不匹配是一大问题。目前很多生物型假体能很好地适应股骨形态，然而考虑到在某些患者可能会有炎症反应，干骺侧可能会较宽而股骨干很小，术前模板测量可以识别这类关节。如果不匹配情况很明显，可以考虑使用组配式生物柄或传统远端固定柄。

53. 股骨头坏死终末期患者治疗典型病例

患者陈 XX，57 岁男性，2014 年 11 月因全身多发瘀斑就诊，确诊为免疫性血小板减少性紫癜，激素治疗 1 年后停药。开始使用激素同年患者开始出现右髋部腹股沟区深部疼痛症状，行走或负重时加重，休息时可减轻，右髋部外展，外旋受限。于当地医院行双髋 MRI 提示右股骨头无菌性坏死（ARCO Ⅱ 期），采用拄拐减少负重，口服 NSAIDs 类止痛药物行非手术治疗。1 年来效果不佳，疼痛症状严重，行髋关节 MRI 及 X 线检查（图 14、图 15）。

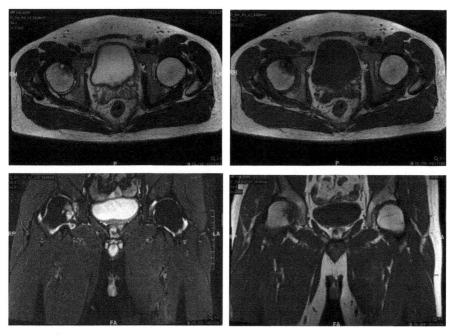

图 14 术前行髋关节 MRI 检查

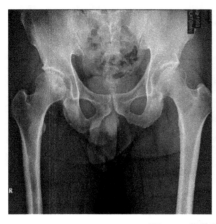
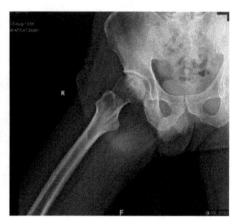

图 15　术前行髋关节 X 线检查

按 ARCO 分期标准为 II 期，遂在我院行右股骨头髓芯减压、异体骨打压植骨术。2015-6-7 复查术后 X 线（图 16）。

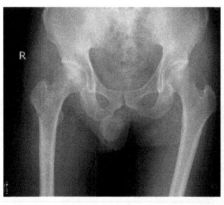
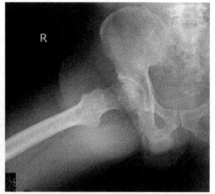

图 16　术后半年复查 X 线

术后患者扶双拐 3 个月，于门诊规律随诊，右髋关节疼痛症状较术前无明显改善，半年后再次随诊，行髋关节 X 线检查可见右侧股骨头表面出现塌陷（图 17），遂在我院行右 THA 术（美国 DePuy 公司：Pinnacle，Corail，生物型；BIOLOX 陶瓷-陶瓷摩擦界面）。

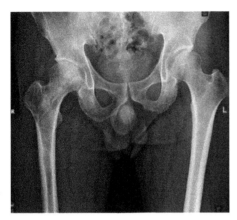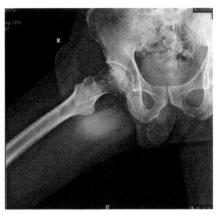

图 17　术后 9 个月行髋关节 X 线检查

手术选用后外侧入路，患者之前虽已行一次髋关节手术，但因为采用创伤较小的髓芯减压、打压植骨方式，因此对髋关节结构不构成影响，对第二次行 THA 手术并不会造成较大麻烦。术中见股骨头已出现轻微塌陷变形，关节内可见剥脱的股骨头关节软骨，关节囊及周围软组织增厚，解释了患者行髓芯减压、打压植骨术后症状缓解不佳的原因，即患者股骨头坏死进展到 ARCO IV 期。将切下的股骨头劈开，半年前髓芯减压及打压植骨痕迹仍较显著，可见髓芯减压对紧靠软骨下骨的一些坏死区域减压不充分，打压植骨后再生骨与正常股骨头相比以骨质硬化为主（图 18）。

中国医学临床百家

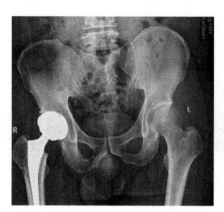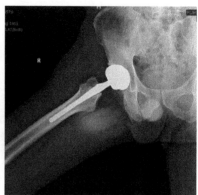

图18 第二次行 THA 手术后 X 线检查

参考文献

1.Cao HJ, Guan HF, Lai YX, et al. Review of various treatment options and potential therapies for osteonecrosis of the femoral head. Journal of Orthopaedic Translation, 2016, 4: 57-70.

2. Yang S, Halim AY, Werner BC, et al.Does osteonecrosis of the femoral head increase surgical and medical complication rates after total hip arthroplasty? A comprehensive analysis in the United States.Hip Int, 2015, 25 (3): 237-244.

（彭慧明 整理）

股骨头坏死的保髋治疗

54. 保髋理论、适应证及依据

多年以来，关于股骨头坏死的保守治疗方式一直存在争议。需要明确的是，进行保守治疗的目的应是尽可能地保护髋部功能，减轻疼痛症状以及推迟关节置换的时间。尤其对于年轻且活动量大的患者而言，通过保守治疗推迟关节置换的时间具有重大的意义。

保髋治疗策略经过了漫长的演变和进化历程，从临床手术治疗来看，股骨头髓芯减压术（core decompression，CD）是较为经典的手术方法，之后的保髋治疗方案均将其列为研究对照。其理论基础是股骨头缺血性坏死（osteonecrosis of femoral head，ONFH）早期，股骨头内骨髓间质水肿、循环障碍的恶性循环造成股骨头压力上升，因而需要"减压"。在此基础上，近年来形成了更为先进的经多个小孔减压术，可降低股骨头塌陷的风险。

髓芯减压形成的骨性隧道为广义的植骨术提供了方便路径，植骨的术式多种多样，植入的材料包括骨形成前体细胞、脱矿化的骨基质（demineralized bone matrix，DBM）、自体或同种异体骨、骨替代物和多孔金属材料等。此外，各种类型的髋部截骨术也是保髋治疗的重要措施，它可将坏死的负重区域调整至非负重区域，进而规避了股骨头塌陷的风险。非手术治疗的方式包括减少负重、控制体重等生活方式的改变，药物治疗，体外高能震波治疗，高压氧治疗等。这些保守治疗策略的共同理论基础是减少危险因素的暴露，改善全身和髋部血运状态，促进骨形成能力，进而达到纠正骨形成失衡、避免股骨头力学失败的目的。

从现有的 ONFH 发病机制研究结论来看，ONFH 是局部骨和血管动态维系体系失衡的病理表现，以股骨头生物力学的最终失败为结局。若要中止或逆转 ONFH 的自然进程，需同时兼顾生物学和力学效应，见表6。

表6 ONFH 不同保髋方法的生物学和力学效应

保髋方法	生物学效应	力学效应	影响髋关节置换
吻合血管游离腓骨移植	++	++	忽略不计
带血管或肌蒂的骨搬运	++	+	忽略不计
不带血管的骨移植	无	+	忽略不计
CD	+	−	无
多孔金属棒植入术	无	++	+
截骨术	无	++	++
物理治疗方法	+	无	无
FVFG plus	+++	++	忽略不计

（表格来源：张长青. 股骨头坏死保髋治疗指南（2016 版）. 中华老年骨科与康复电子杂志，2016，2（2）：65~70.）

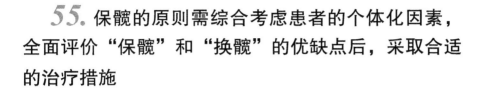

55. 保髋的原则需综合考虑患者的个体化因素，全面评价"保髋"和"换髋"的优缺点后，采取合适的治疗措施

ONFH 保髋治疗目的是缓解疼痛、重建髋关节功能，避免或延迟行人工髋关节置换术。因而，ONFH 保髋治疗的适应证是相对的，主要体现在两个方面：①早期的 ONFH 更适宜保髋治疗；②年轻的患者尤其是青少年更适宜保髋治疗。当 ONFH 范围非常广泛、风险因素持续存在（如持续大剂量激素治疗）或患者预期寿命较短时，需综合考虑患者的个体化因素，全面评价"保髋"和"换髋"的优缺点后，采取合适的治疗措施。

目前针对 ONFH 保守治疗的手术方式繁多，但可归为两大类。第一类是通过改变股骨头内部几何结构使股骨头坏死区域进行骨重建，例如各种形式的减压或植骨术；第二大类是通过改变股骨头外部或股骨近端几何结构，改变股骨头的承重区域，例如内翻、外翻，或是旋转截骨。与第一类完全保留股骨头的术式相比，第二类手术方式创伤较大且将使全髋关节置换（total hip arthroplasty，THA）变得更加困难，或最终难以取得令人满意的结果。因此，若要进行保守治疗，同时考虑到将来可能仍需要施行 THA 术，笔者的建议是尽量采用创伤小的手术方法。例如减压术或是减压植骨术作为非全髋关节置换的手术方式。这类手术方式完整的保留股骨近端几何形态，可以保证非骨水泥全髋关节系统顺利放置，降低内固定失败的风险。常用的手术保髋方式：

（1）股骨头髓芯减压术（CD）：CD 较早地被应用于 ONFH 保髋治疗，目前仍是治疗 Ficat Ⅰ期和 Steinberg Ⅰ / Ⅱ期 ONFH 的金标准。对于进展期 ONFH，若减压孔径较大，可能会损害股骨头力学支撑结构，造成医源性塌陷，故而近年来又发展成为多枚小孔径股骨头减压术。对于进展期 ONFH，CD 术目前已很少单独使用，可联合植骨术等进行治疗。

（2）前体细胞植入技术：行股骨头坏死病灶清除后，植入自体来源的前体细胞（常用骨髓抽取物、骨髓来源的单个核细胞和体外培养的骨髓间充质干细胞等）理论上可补充股骨头内有活力细胞的数量，其进一步分化成为骨细胞可达到骨坏死修复的结果。目前在欧洲国家已有长期的随访报告，我国也有散在报道。前体细胞治疗关注以下几个问题：①如何提升细胞治疗效率；②规范体外扩增或诱导分化细胞技术；③关注前体细胞植入技术可能诱发产生的严重并发症。

（3）非结构性植骨术：植入材料可包含自体松质骨、同种异体骨、DBM、骨替代物如磷酸钙以及含细胞因子（如 BMP-2）的植入材料等。植骨不仅可填充坏死病灶清理后的空腔，还能临时性担任软骨下的支撑结构，通过骨诱导或骨形成等方式，促进新骨生成。非结构性植骨技术可广泛应用于 Ficat Ⅰ / Ⅱ期和 Steinberg Ⅰ / Ⅱ / Ⅲ期 ONFH，对于有轻微塌陷、尚未累及髋臼的患者，该植骨术可支撑复位后的塌陷病灶。非结构性植骨技术既可单独应用，也可与其他治疗方法联合应用。

（4）不带血管的骨移植术：不带血管的腓骨获取简易，通过建立骨隧道，在坏死病灶清除后，腓骨可以对坏死部位提供有力的支撑，恢复其力学稳定性。但由于腓骨无血运，与受区的相互愈合存在一定风险。已有研究证实，不带血管的腓骨移植治疗ONFH疗效不如带血管的腓骨移植，在没有显微外科技术条件的地区，其可以用于 Steinberg Ⅰ/Ⅱ/Ⅲ期 ONFH。

（5）带血管蒂或肌蒂的骨瓣转移术：髋部血运丰富，通过将原本不是股骨头血供来源的血管或肌蒂骨瓣转运至坏死病灶，可以改善股骨头内循环，促进骨生成。但其没有力学支撑作用，且由于转运的骨量较少需联合植骨术同时进行。大转子骨瓣和髂骨瓣是最常采用的骨瓣，缝匠肌、股直肌、股方肌等均可作为肌蒂，而最常采用的血管是旋股外侧动脉和旋髂深动脉。其技术优势是无需行血管吻合。

（6）吻合血管游离骨移植术：多指吻合血管的游离腓骨术（free vascularized fibular grafting，FVFG），采用的术式指吻合血管的游离腓骨技术，不仅可以给 ONFH 部位提供有力的力学支撑，预防股骨头塌陷，还可改善股骨头内循环，提供有活力的骨形成细胞，起到骨诱导和骨发生的作用。迄今为止，唯有带血管的游离腓骨技术可以从根本上针对 ONFH 发展的病理机制，预防疾病进展。对于 Ficat Ⅰ/Ⅱ期或 Steinberg Ⅰ/Ⅱ/Ⅲ期股骨头尚未塌陷时，FVFG 治疗的患者经 10 年以上随访，自体髋关节保留率可超过 80%。对于青少年 ONFH，即使已发生塌陷，也可尝试采用 FVFG 技术进行保髋治疗。腓骨供区的并发症发生率较低，但也需引起重视。FVFG 对显微外科技术要求较高，目前只在国内外不多的几家治疗机构进行。

（7）髋部截骨术：1978 年日本学者 Sugioka 创建的经转子旋转截骨术（trans trochanteric rotational osteotomy，TRO），适用于日本 ONFH 研究标准Ⅲ期之内，对于 IC 和Ⅱ期，Lauenstein 位摄片的健康股骨头面积不少于 36%。通过在髋部截骨，将健康的股骨头旋转至髋关节负重区，同时将坏死区移出负重区，故该技术并未改变 ONFH 的病理过程。来自日本的研究结果显示，TRO 能够缓解髋部疼痛、改善患髋功能，是青壮年保髋的有效方法之一。髋部内外翻截骨以及骨盆 Ganz 截骨术应用于保髋治疗也有少数报道，但其长期疗效和手术适应证仍需进一步明确。

（8）多孔金属棒植入术：多孔金属是一类特殊的材料，它特有的孔隙率能够诱导新骨生成。临床常用的多孔金属是钽，将其制成的钽棒近十年来被应用于青壮年 ONFH 的保髋治疗。它可以提供 ONFH 区域力学支撑，对于塌陷前的 ONFH 有一定治疗作用，早期随访满意。但也有研究显示，钽棒不能终止 ONFH 的病理进程，其疗效并不优于 CD，应引起重视。对于钽棒治疗 ONFH 需持非常谨慎的态度，目前已很少应用。

56. 保髋治疗典型病例

病例 1：范 ×× ，男，50 岁。

　　主诉双髋疼痛 2 年，左人工全髋关节置换术后 2 个月收入我院；既往有大量饮酒史。

　　患者于 2 年前无明显诱因出现双髋关节疼痛，行 X 线检查诊断为双侧股骨头坏死（酒精性；左侧 ARCO Ⅳ 期，右侧 ARCO Ⅲ 期）（图 19 ～ 22），同月行左侧人工全髋关节置换术，患者术后左髋功能恢复良好，右髋疼痛不缓解，活动仍受限，在全麻下行右股骨头髓芯减压术，术后恢复顺利予以出院。

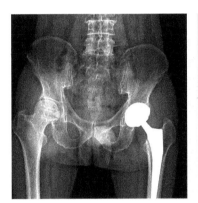
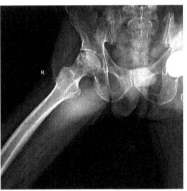

图 19　术前双髋关节正侧位 X 线片

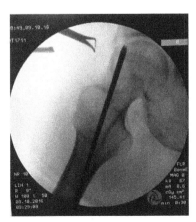
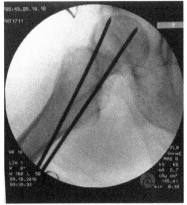

图 20　术中透视

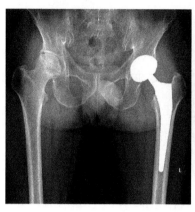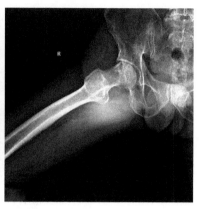

图21 术后即刻正侧位 X 线片

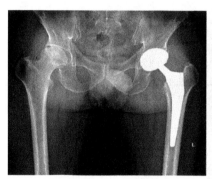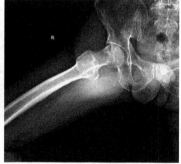

图22 术后3个月门诊复查，右髋症状缓解明显（正侧位 X 线片）

病例2：曹××，男32岁。

主诉右髋疼痛一年余，加重2个月入院。既往患系统性红斑狼疮，有大量激素使用史。

患者于1年前无明显诱因出现右髋关节疼痛，行 X 线检查诊断为右侧股骨头坏死（激素性；右侧 ARCO Ⅱ期），在全麻下行右股骨头髓芯减压＋同种异体植骨术，术后恢复顺利予以出院。影像检查情况见图23～26。

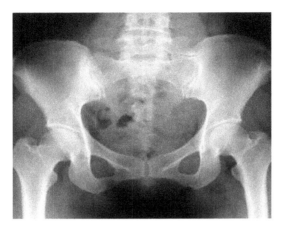

图 23　术前双髋关节正侧位 X 线片

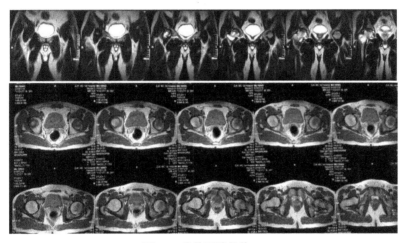

图 24　术前双髋关节 MR

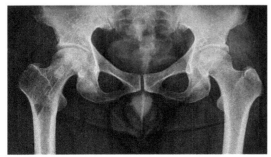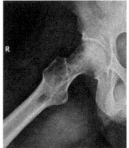

图 25　术后即刻双髋正侧位 X 线片

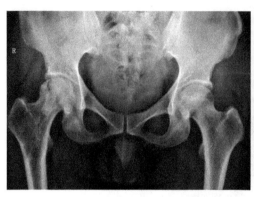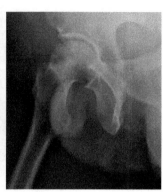

图 26 术后 4 年复查双髋关节正侧位 X 线片

参考文献

1.Pierce TP, Jauregui JJ, Elmallah RK, et al.A current review of core decompression in the treatment of osteonecrosis of the femoral head.Curr Rev Musculoskelet Med, 2015, 8（3）：228-232.

2.Mao Q, Wang W, Xu T, et al. Combination treatment of biomechanical support and targeted intra-arterial infusion of peripheral blood stem cells mobilized by granulocyte-colony stimulating factor for the osteonecrosis of the femoral head：a randomized controlled clinical trial.J Bone Miner Res, 2015, 30（4）：647-656.

3.Zhao D, Cui D, Wang B, et al.Treatment of early stage osteonecrosis of the femoral head with autologous implantation of bone marrow-derived and cultured mesenchymal stem cells.Bone, 2012, 50（1）：325-330.

4.Feng Y, Wang S, Jin D, et al.Free vascularised fibular grafting with OsteoSet®2 demineralised bone matrix versus autograft for large osteonecrotic lesions of the femoral head.Int Orthop, 2011, 35（4）：475-481.

5.Civinini R，De Biase P，Carulli C，et al. The use of an injectable calcium sulphate/calcium phosphate bioceramic in the treatment of osteonecrosis of the femoral head.Int Orthop，2012，36（8）：1583-1588.

6.Pierce TP，Elmallah RK，Jauregui JJ，et al.A current review of non-vascularized bone grafting in osteonecrosis of the femoral head.Curr Rev Musculoskelet Med，2015，8（3）：240-245.

7.Gao YS，Chen SB，Jin DX，et al.Modified surgical techniques of free vascularized fibular grafting for treatment of the osteonecrosis of femoral head：results from a series of 407 cases.Microsurgery，2013，33（8）：646-651.

8.Ding H，Gao YS，Chen SB，et al.Free vascularized fibular grafting benefits severely collapsed femoral head in concomitant with osteoarthritis in very young adults：a prospective study.J Reconstr Microsurg，2013，29（6）：387-392.

（彭慧明　整理）

附录 1：Harris 髋关节评分表

疼痛（44）			
无	没有或可忽略		44
轻	偶尔疼痛或者意识不到的轻微疼痛，不影响活动		40
微	不影响活动，加剧活动后很少引起中等程度的疼痛，可能需要服用阿司匹林		30
中	疼痛可忍受，活动受到一些限制，但仍能正常工作，可能偶尔需要服用比阿司匹林药效更强的止痛药物		20
著	经常发生严重疼痛，但能走动，活动严重受限，需要经常服用比阿司匹林药效更强的止痛药物		10
重	因严重疼痛而致残，卧床不起		0
功能（47）			
日常活动	上楼	不需借助扶手	4
		需借助扶手	2
		其他方式上楼	1
		不能上楼	0
	转移	可以乘坐公共交通工具	1
	坐	可以舒适地在任何椅子上坐立 1 小时以上	5
		可以舒适地在高位椅子上坐立半小时以上	3
		不能在任何高度的椅子上坐立	0

续表

日常活动	穿鞋袜	可轻松完成	4
		有困难但能完成	2
		不能完成	0
步态	跛行	无	11
		轻度	8
		中度	5
		重度	0
	行走支持	不需要	11
		长途行走时需要手杖	7
		大多数行走时需手杖	5
		需单拐	3
		双手杖	2
		双拐	0
		不能行走	0
	行走距离	无限制	11
		6 个街区，约 600m	8
		2～3 个街区，200～300m	5
		只能在室内活动	2
		只能在床上活动	0

关节活动度（5）

屈	0°～45°	（ ）×1.0×0.05	
	46°～90°	{[（ ）－45°]×0.6＋45}×0.05	
	91°～110°	{[（ ）－90°]×0.3＋72}×0.05	
	≥111°	78×0.05=3.9	
伸	任何角度	0	0
外展	0°～15°	（ ）×0.8×0.05	
	16°～20°	{[（ ）－15°]×0.3＋1×0.05	
	21°～45°	13.5×0.05=0.675	

续表

内收	0°～15°	（ ）×0.2×0.05	
	≥16°	3×0.2=0.6	
外旋	0°～15°	（ ）×0.4×0.05	
	≥16°	6×0.05=0.3	
内旋	任何角度	0	0
肢体畸形（4）			
屈曲挛缩＜30°			同时满足四个条件记4分，任一条件不满足记0分
内收畸形＜10°			
内旋畸形＜10°			
肢体不等长＜3.2cm			
总分：			
excellent（≥90） good（80～89） fair（70～79）poor（＜70）评价等级			

附录 2：SF-36 量表

1. 总体来讲，您的健康状况是：
①非常好 ②很好 ③好 ④一般 ⑤差
（权重或得分依次为 5.0，4.4，3.4，2.0 和 1.0）

2. 跟 1 年前比，您觉得自己的健康状况是：
①比 1 年前好多了 ②比 1 年前好一些 ③跟 1 年前差不多 ④比 1 年前差一些 ⑤比 1 年前差多了
（权重或得分依次为 5，4，3，2 和 1）

健康和日常活动

3. 以下这些问题都和日常活动有关。请您想一想，您的健康状况是否限制了这些活动？如果有限制，程度如何？

（1）重体力活动。如跑步举重、参加剧烈运动等：
①限制很大 ②有些限制 ③毫无限制
（权重或得分依次为 1，2，3；下同）

（2）适度的活动。如移动一张桌子、扫地、打太极拳、做简单体操等：
①限制很大 ②有些限制 ③毫无限制

（3）手提日用品。如买菜、购物等：
①限制很大 ②有些限制 ③毫无限制

（4）上几层楼梯：
①限制很大 ②有些限制 ③毫无限制

（5）上一层楼梯：
①限制很大 ②有些限制 ③毫无限制

（6）弯腰、屈膝、下蹲：

①限制很大 ②有些限制 ③毫无限制

（7）步行1500m以上的路程：

①限制很大 ②有些限制 ③毫无限制

（8）步行1000m的路程：

①限制很大 ②有些限制 ③毫无限制

（9）步行100m的路程：

①限制很大 ②有些限制 ③毫无限制

（10）自己洗澡、穿衣：

①限制很大 ②有些限制 ③毫无限制

4. 在过去4个星期里，您的工作和日常活动有无因为身体健康的原因而出现以下这些问题？

（1）减少了工作或其他活动时间：

①是 ②不是

（权重或得分依次为1，2；下同）

（2）本来想要做的事情只能完成一部分：

①是 ②不是

（3）想要干的工作或活动种类受到限制：

①是 ②不是

（4）完成工作或其他活动困难增多（比如需要额外的努力）：

①是 ②不是

5. 在过去4个星期里，您的工作和日常活动有无因为情绪的原因（如压抑或忧虑）而出现以下这些问题？

（1）减少了工作或活动时间：

①是 ②不是

（权重或得分依次为1，2；下同）

（2）本来想要做的事情只能完成一部分：

①是 ②不是

（3）干事情不如平时仔细：

①是 ②不是

6. 在过去4个星期里，您的健康或情绪不好在多大程度上影响了您与家人、朋友、邻居或集体的正常社会交往？

①完全没有影响 ②有一点影响 ③中等影响 ④影响很大 ⑤影响非常大

（权重或得分依次为5，4，3，2，1）

7. 在过去 4 个星期里，您有身体疼痛吗?

①完全没有疼痛 ②稍微有一点疼痛③有一点疼痛 ④中等疼痛⑤严重疼痛⑥很严重疼痛

（权重或得分依次为 6.0，5.4，4.2，3.1，2.2，1.0）

8. 在过去 4 个星期里，您的身体疼痛影响了您的工作和家务吗?

①完全没有影响 ②有一点影响 ③中等影响 ④影响很大 ⑤影响非常大

（如果 7 未回答，该项权重或得分依次为 6.00，4.75，3.50，2.25，1.00。如果 7 有答案且 7 和 8 中答案都为①，则该项得 6 分；其余情况则该项得分为 5，4，3，2，1）

您的感觉

9. 以下这些问题是关于过去 1 个月里您自己的感觉，对每一条问题所说的事情，您的情况是什么样的?

（1）您觉得生活充实：

①所有的时间 ②大部分时间 ③比较多时间 ④一部分时间 ⑤小部分时间 ⑥没有这种感觉

（权重或得分依次为 6，5，4，3，2，1）

（2）您是一个敏感的人：

①所有的时间 ②大部分时间 ③比较多时间 ④一部分时间 ⑤小部分时间 ⑥没有这种感觉

（权重或得分依次为 1，2，3，4，5，6）

（3）您的情绪非常不好，什么事都不能使您高兴起来：

①所有的时间 ②大部分时间 ③比较多时间 ④一部分时间 ⑤小部分时间 ⑥没有这种感觉

（权重或得分依次为 1，2，3，4，5，6）

（4）您的心里很平静：

①所有的时间 ②大部分时间 ③比较多时间 ④一部分时间 ⑤小部分时间 ⑥没有这种感觉

（权重或得分依次为 6，5，4，3，2，1）

（5）您做事精力充沛：

①所有的时间 ②大部分时间 ③比较多时间 ④一部分时间 ⑤小部分时间 ⑥没有这种感觉

（权重或得分依次为 6，5，4，3，2，1）

（6）您的情绪低落：

①所有的时间 ②大部分时间 ③比较多时间 ④一部分时间 ⑤小部分时间 ⑥没有这种感觉

（权重或得分依次为 1，2，3，4，5，6）

（7）您觉得精疲力尽：

①所有的时间 ②大部分时间 ③比较多时间 ④一部分时间 ⑤小部分时间 ⑥没有这种感觉

（权重或得分依次为1，2，3，4，5，6）

（8）您是个快乐的人：

①所有的时间 ②大部分时间 ③比较多时间 ④一部分时间 ⑤小部分时间 ⑥没有这种感觉

（权重或得分依次为6，5，4，3，2，1）

（9）您感觉厌烦：

①所有的时间 ②大部分时间 ③比较多时间 ④一部分时间 ⑤小部分时间 ⑥没有这种感觉

（权重或得分依次为1，2，3，4，5，6）

10.不健康影响了您的社会活动（如走亲访友）：

①所有的时间 ②大部分时间 ③比较多时间 ④一部分时间 ⑤小部分时间 ⑥没有这种感觉

（权重或得分依次为1，2，3，4，5，6）

总体健康情况

11.请看下列每一条问题，哪一种答案最符合您的情况？

（1）我好像比别人容易生病：

①绝对正确 ②大部分正确 ③不能肯定 ④大部分错误 ⑤绝对错误

（权重或得分依次为1，2，3，4，5）

（2）我跟周围人一样健康：

①绝对正确 ②大部分正确 ③不能肯定 ④大部分错误 ⑤绝对错误

（权重或得分依次为5，4，3，2，1）

（3）我认为我的健康状况在变坏：

①绝对正确 ②大部分正确 ③不能肯定 ④大部分错误 ⑤绝对错误

（权重或得分依次为1，2，3，4，5）

（4）我的健康状况非常好：

①绝对正确 ②大部分正确 ③不能肯定 ④大部分错误 ⑤绝对错误

（权重或得分依次为5，4，3，2，1）

出版者后记
Postscript

1 年时间，365 个日夜，300 位权威专家对每本书每个细节的精雕细琢，终于，我们怀着忐忑的心情迎来了《中国医学临床百家》丛书的出版。我们科学技术文献出版社自 1973 年成立即开始出版医学图书，40 余年来，医学图书的内容和出版形式都发生了很大变化，这些无一不与医学的发展和进步相关。

近几年，中国的临床医学有了很大的发展，在国际医学领域也开始崭露头角。以北京天坛医院牵头的 CHANCE 研究成果改写美国脑血管病二级预防指南为标志，中国一批临床专家的科研成果正在走向世界。但是，这些权威临床专家的科研成果多数首先发表在国外期刊上，之后才在国内期刊、会议中展现。如果出版专著，又为多人合著，专家个人的观点和成果精华被稀释。

为改变这种零落的展现方式，作为科技部所属的唯一一家出版机构，我们有责任为中国的临床医生提供一个系统展示临床研究成果的舞台。为此，我们策划出版了这套高端医学专著——《中国医学临床百家》丛书。"百家"既指临床各学科的权威专家，也取百家争鸣之义。

丛书中每一本书阐述一种疾病的最新研究成果及专家观点，按年度持续出版，强调医学知识的权威性和时效性，以期细致、连续、全面展示我国临床医学的发展历程。与其他医学专著相比，本丛书具有出版周期短、持续性强、主题突出、内容精练、阅读体验佳等特点。在图书出版的同时，同步通过万方数据库等互联网平台进入全国的医院，让各级临床医师和医学科研人员通过数据库检索到专家观点，并能迅速在临床实践中得以应用。

在与专家们沟通过程中，他们对丛书出版的高度认可给了我们坚定的信心。北京协和医院邱贵兴院士表示"这个项目是出版界的创新……项目持续开展下去，对促进中国临床学科的发展能起到很大作用"。北京大学第一医院霍勇教授认为"百家丛书很有意义"。复旦大学附属华山医院毛颖教授说"中国医学临床百家给了我们一个深度阐释和抒发观点的平台，我愿意将我的学术观点通过这个平台展示出来"。我们感谢这么多临床专家积极参与本丛书的写作，他们在深夜里的奋笔，感动着我们，鼓舞着我们，这是对本丛书的巨大支持，也是对我们出版工作的肯定，我们由衷地感谢！

在传统媒体与新兴媒体相融合的今天，打造好这套在互联网时代出版与传播的高端医学专著，为临床科研成果的快速转化服务，为中国临床医学的创新及临床医师诊疗水平的提升服务，我们一直在努力！

科学技术文献出版社

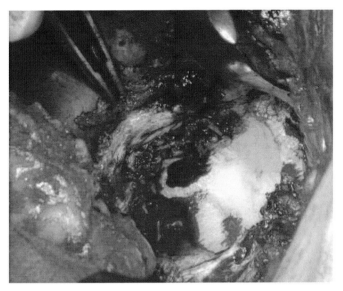

彩插 1　显露髋臼盂唇及卵圆窝（见正文 145 页）

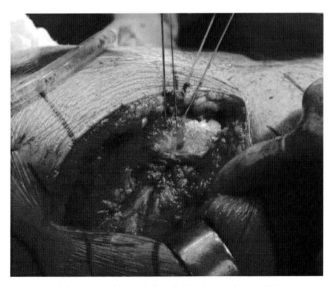

彩插 2　后方结构重建示意图（见正文 146 页）

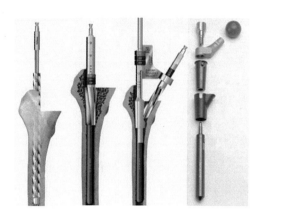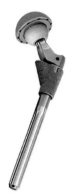

彩插 3　组配式假体（见正文 148 页）